火柴棒医生手记系列

捏捏小手百病消

彩图版

周尔晋　周　淳　职俊红 / 著

广西科学技术出版社

图书在版编目（CIP）数据

捏捏小手百病消（彩图版）/ 周尔晋，周淳，职俊红著. —南宁：广西科学技术出版社，2015.1（2016.4 重印）

ISBN 978-7-5551-0252-6

Ⅰ.①捏… Ⅱ.①周… ②周… ③职… Ⅲ.①小儿疾病–推拿 Ⅳ.①R244.1

中国版本图书馆CIP数据核字（2014）第207075号

NIENIE XIAOSHOU BAI BING XIAO (CAITU BAN)
捏捏小手百病消（彩图版）

作　　者：周尔晋　周　淳　职俊红	封面设计：卜翠红
产品监制：张桂宜	责任印制：林　斌
责任编辑：陈　瑶　刘　洋	责任校对：曾高兴　田　芳

出 版 人：韦鸿学	出版发行：广西科学技术出版社
社　　址：广西南宁市东葛路66号	邮政编码：530022
电　　话：010-53202557（北京）	0771-5845660（南宁）
传　　真：010-53202554（北京）	0771-5878485（南宁）
网　　址：http://www.ygxm.cn	在线阅读：http://www.ygxm.cn

经　　销：全国各地新华书店
印　　刷：北京市雅迪彩色印刷有限公司　邮政编码：100121
地　　址：北京市朝阳区黑庄户乡万子营东村

开　　本：710mm×980mm　　1/16	拉　　页：1
字　　数：210千字	印　　张：15
版　　次：2015年1月第1版	印　　次：2016年4月第8次印刷
书　　号：ISBN 978-7-5551-0252-6	
定　　价：48.00元	

♥ **目录**

第三章	**孩子咳嗽老不好，清理肺热是关键** ——小儿呼吸系统保健按摩法

第四章	**父母有多用心，孩子就有多聪明** ——小儿脑部疾患保健按摩法

第五章 | **让孩子的世界更美丽**
——小儿五官疾病按摩保健法

第六章 | **当孩子遭遇意外伤害**
——周氏急救按摩法

第七章

孩子气血充足，自然百病不生
——小儿血液系统保健按摩法

第八章

父母是孩子最好的保健医生
——小儿其他常见病按摩法

我用小儿推拿术救了大女儿的命

在《人体×形平衡法》一书中，我曾经说过，我的高低医学共包括三个部分：一是×形平衡法，二是耳穴压穴疗法，三就是小儿推拿术。

因为小儿推拿术的威力非常大，而且不用吃药打针，对孩子的健康可谓是有百利而无一害，所以我一直将小儿推拿术称为中医学的"实用魔术"。

小儿推拿原本不为我的强项，但与人体×形平衡法相结合，就成为我的强项，这就是我的周氏小儿推拿术。

周氏小儿推拿术其实与×形平衡法同出一脉，只不过因为小儿的高升点与成人有所不同，大部分集中在手上，所以只要摸摸手指头与手穴，就可以达到恢复相对平衡的目的。

可以说，小儿推拿术就是我学医的起点。认识我的人都知道，从识字时起，我就开始躲在家里的楼上读祖父遗留下来的医书。祖父周正升，是清代的秀才，也是我们当地有名的中医，医德高尚，医术高超，作风严谨。我虽无缘聆听他的教诲，却仰慕他的为人。9岁的我，拖着鼻涕，连裤子也没系住，露腚在所难免，常常大出洋相。小伙伴赠以绰号"猪八戒"——非但丑陋，又好吃如命。但这个"猪八戒"，放学回家后就蹲在楼上读医书。

其实，那医书就是我家的金矿，祖父虽无医书传世，但大凡他学过的医书，空白处都有他亲笔写下的心得与体会，这是他心血的结晶，是他留给子孙的无价之宝。父亲没有好好珍惜，倒是我这个9岁的小孩，到这里挖掘宝藏来了。

医书是枯燥无味的，我读起来也非常吃力，似懂非懂，甚至许多字我都不认识，只好连蒙带猜。奇怪的是，我的兴趣特浓，简直是走火入魔。有时看得入迷，母亲叫我吃饭，我也不想下楼。其中有本名叫《幼科铁镜》的书，作者是安徽贵池的夏禹铸先生。这是一本专讲小儿推拿的书，我一看就迷上了。小儿推拿学如同魔术般神奇，只要摸摸手指头，推推手臂，竟然就可以治病！夏禹铸在其中还有篇文章《推拿代药赋》，将每个穴位与用药联系起来，即推拿某个穴位等于吃某药，如旋推大拇指面（补脾土）等同吃人参、白术。原来孩子的大拇指上有取之不尽，用之不竭的人参与白术，只要旋推，就可以取到与吃到，也就是说即使是穷得叮当响的家庭的孩子，也是医药的亿万富翁，手就是百药皆存的医药宝库。

对于孩子双手上的丰富宝藏，我的体会实在是太深刻了。我这个"半吊子"医生当年就是用小儿推拿术，用自己的双手，从死神手中救出了我的大女儿。

那时我的大女儿两岁，患了病毒性肺炎，高烧41℃不退，医院发出了病危通知单。邻床的小男孩与我女儿同病，但情况要好很多。那时候我刚学小儿推拿术，看着心爱的女儿心急如焚，便偷偷地在医院不知情的情况下为她按摩了三次，奇迹出现了：我女儿热度迅速下降，体温恢复正常，转危为安。而邻床那个男孩却不幸夭折了。

这是我首次体会到小儿推拿术的妙用，体会到小儿推拿术的神奇。另一例是我用推拿术花费五个月为小女治疗先天性心肌炎，后又用耳针彻底治好了她的病，便写了一篇文章发表于《新安晚报》，此文发表之后，有人用此文的医疗法，真的

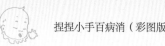

治好了自己女儿的先天性心肌炎，考上大学，读到大学毕业。

我还用小儿推拿术，成功地救活了白血病晚期患儿与严重的中毒性菌痢患儿。我运用小儿推拿术，在仓镇大队，只用一周时间就控制住了小儿百日咳的蔓延，一个中午就推拿小儿12人，一次而愈。也就是说，我不仅用小儿推拿术治愈无数例常见病、多发病，更用它治愈了很多疑难病，甚至白血病。

实践乃是最好的老师，经过无数次理论论证与实践操作，我的小儿推拿术如今愈加完善与成熟，也挽救了无数孩子的性命。我摘取了其中一部分病例在书中与大家分享，希望能帮到你们。

小儿推拿术乃是小儿手上真正的仙丹，用小儿推拿术可以增强儿童体质，使其健康成长，更加聪明，如补脾土、肾水都有益于大脑发育，增强小儿记忆力与智慧，潜力无穷，妙用无穷。

在此，我呼吁朋友们共同努力繁荣小儿推拿术，充分利用小儿双手上的亿万财富，以使小儿健康成长。人体全身是宝，而双手则是宝中之宝，既要在全身觅宝，更要好好开发两手之宝藏。愿我们共勉，奋勇向前。

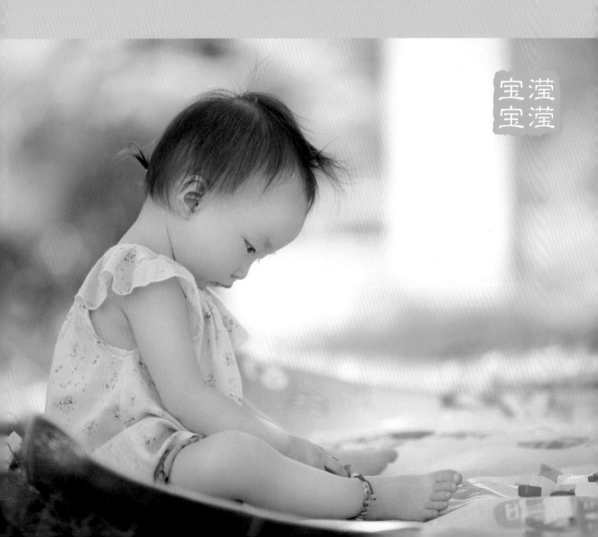

第一章

给孩子治病，用手比用药更管用
——周氏小儿推拿术常用穴位及手法

宝宝滢滢

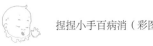

1.头部按摩穴位及手法

本章会详细讲解周氏小儿推拿术的主要穴位与手法，按摩次数依年龄大小与病情轻重而定，未注明的一般一天一次，一岁以下的孩子100～200遍，一到两岁的孩子250～300遍，两到五岁的孩子300～500遍，五岁以上500遍，揉均为顺时针方向。为了避免重复，此后不再赘述。

● 头部按摩四法

开天门、推坎宫、揉太阳、揉高骨合用，称之为头部按摩四法，常用于头痛、轻型感冒发热发汗等症，也用于平时的保健按摩。

【1】开天门。两手拇指交替从眉心推至前发际，每天一至两次，每次30～50遍。开天门能疏风解表，开窍醒脑，镇静安神。常用于外感发热、头痛等症，若惊惕不安，烦躁不宁，可与清胆经、揉百会合用。

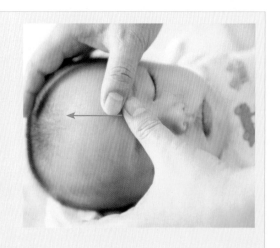

（2）推坎宫。 两手拇指分别从眉心同时分推向眉梢，每天一至两次，每次30～50遍，适用于外感发热、惊风、头痛，也适用于眼疾。若用于治疗目赤，可与清胆经、掐揉鱼际交、清天河水合用。

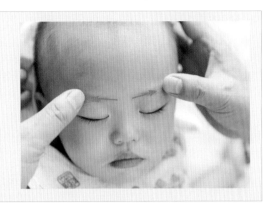

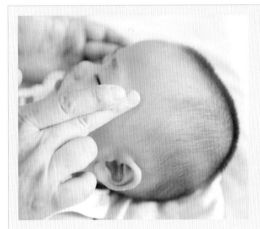

（3）揉太阳。 眉梢与目外眦之间向后约一横指的凹陷处，即太阳穴。此法有补泻之分。用双手中指罗纹面着力或双手拇指罗纹面着力，从下向前再向上向后揉圈运动为补法，由前向后直推为泻法，称为推太阳。每天一至两次，每次30～50遍。补法可用于外感发热、头痛、惊风、眼疾，也可以消除疲劳、安神健脑，对偏头痛也有很好的疗效。外感表实头痛用泻法，推太阳主要用于外感发热。

（4）揉高骨。 高骨在耳后入发际处，乳突后缘下凹陷中偏上，相当于风池穴。用两手拇指或食中二指着力分按两穴揉圈，每天一至两次，每次30～50遍，用于头痛、惊风、烦躁不安。

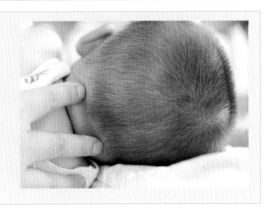

● 头部其他按摩穴位及手法介绍

（1）揉百会。百会位于两耳尖直上与头顶正中线交会处，每天揉一至两次，每次揉100～200遍或指压3～5分钟，用于头痛、感冒鼻塞、脱肛、遗尿、惊痫。百会为诸阳之会，按揉能安神镇惊，升阳举陷。治疗惊风烦躁等症，多与清肝经、清心经、掐揉鱼际交合用；脱肛、遗尿、尿频常与补脾经、补肾经、推三关、揉丹田合用。

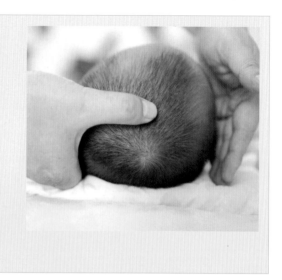

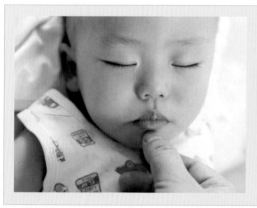

（2）掐承浆。承浆位于下唇靠下颚下方中部，用拇指或食指指甲掐3～5遍即可，用于止抽、利尿、嘴歪、口腔炎症等。

（3）揉迎香。鼻唇沟中，鼻翼旁0.5寸，用食中二指分按两穴揉20～30遍。用于鼻塞流涕，口眼歪斜，也用于感冒或慢性鼻炎引起的鼻塞流涕，呼吸不畅。多与清肺经、拿风池等合用。

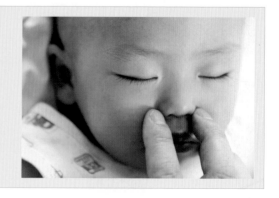

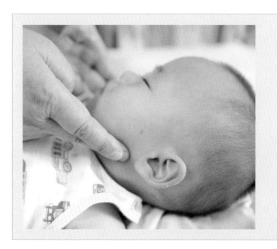

（4）**揉颊车**。颊车位于下颌角前上方肌肉隆起处（用力咬牙时，咬肌隆起处），用中指或拇指揉20～30遍或按5～10遍，用于牙关紧闭，口眼歪斜。牙关紧闭宜用按法，口眼歪斜宜用揉法。

（5）**揉风府**。风府位于后发际正中直上1寸处，用于头痛、感冒。结合揉风池二穴，常揉三穴可预防感冒。

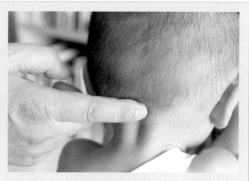

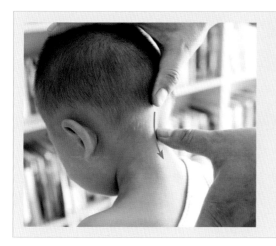

（6）**推天柱**。后发际正中自上而下至大椎穴成一直线，用拇指罗纹面或食中指指腹着力，直推100～500遍。用于呕吐、发热、项强、惊风、咽痛。推天柱能降逆止呕，祛风散寒。治疗呕吐多与从大横纹推向板门、揉中脘合用；治疗外感发热、项强多与拿风池、掐揉二扇门合用。

（7）按耳门。耳门即耳屏上切迹前方张口凹陷处，此穴也称风门穴，用双手拇食指分别掐住孩子两耳郭，拇指屈曲以指间关节背面为着力点，揉20～30遍或按5～10遍，用于惊风、耳疾。多与掐人中、揉颊车合用。

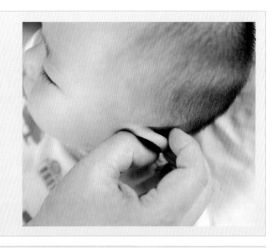

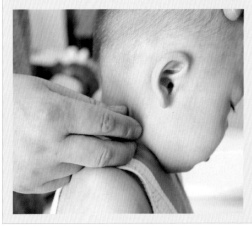

（8）拿桥弓。桥弓即颈部两侧胸锁乳突肌一线，拿桥弓就是拿住患部颈肌后作交替的提捏与放松，操作5～10次，用于斜颈治疗（注意不可捏拿颈动脉）。

2. 左手按摩穴位及手法

● 推五经

　　五经即五指上的脾经、肝经、心经、肺经和肾经。

　　脾经位于拇指罗纹面及桡侧面。横纹中点为相应的点压穴位。

　　沿顺时针方向旋揉拇指罗纹面，或循拇指屈曲的桡侧指面向掌根方向直推，称补脾土；从桡侧指面向指尖方向直推，称清脾土。每天一至两次，每次200～300遍。在一般情况下，脾经宜补不宜清。

很多普通读者不明白桡侧是哪里，在这里我说一下，手掌上靠拇指一侧即为桡侧，靠小指一侧则为尺侧。

补脾土能健脾胃，补气血，用于脾胃虚弱，气血不足引起的食欲不振、肌肉消瘦、消化不良、腹泻痢疾等症；清脾土能清热利湿，化痰止呕，用于湿热熏蒸、皮肤发黄、恶心呕吐、便秘、黄疸等症。

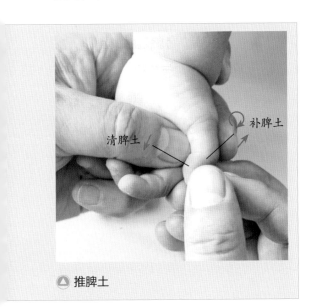

△ 推脾土

肝经位于食指罗纹面。横纹中点为相应的点压穴位。

在食指罗纹面沿顺时针方向旋揉为补，称为补肝木；从指面向指尖方向直推，称清肝木。每天一至两次，每次200～300遍。清肝木能平肝泻火，息风镇惊，解郁除烦。一般烦躁不安、惊风、目赤、五心烦热、口苦、咽干均用清法，肝经宜清不宜补。若肝虚则需补后加清，或以补肾经代之，称为滋肾养肝法。

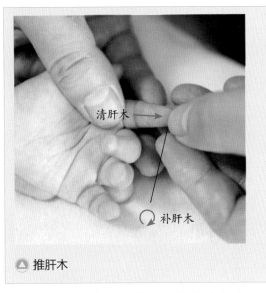

△ 推肝木

心经位于中指罗纹面。横纹中点为相应的点压穴位。

沿顺时针方向旋揉为补，称补心火；从指面向指尖方向直推为清，称清心火。每天一至两次，每次200～300遍。高热、五心烦热、口舌生疮、小便赤涩均用清法，清心火能清热退心火，多与清天河水、清小肠合用；心经宜清不宜补，若气血不足而见心烦不安、睡卧露睛者，需用补法时，可补后加清，或以补脾土代之。

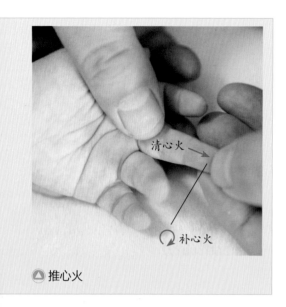

△ 推心火

肺经位于无名指罗纹面（或桡侧指面）。横纹中点为相应的点压穴位。

沿顺时针方向旋揉为补，称补肺金；从指面向指尖方向直推为清，称清肺金。每天一至两次，每次200～300

遍。肺经可补可清，补肺金能补益肺气，用于肺气虚遗、咳嗽、胸闷、气喘、出虚汗、怕冷、脱肛等肺经虚寒证；清肺金能宣肺清热，疏风解表，化痰止咳，用于感冒发热及咳嗽、胸闷、气喘、痰鸣等肺经实热证。

肾经位于小指罗纹面。横纹中点为相应的点压穴位。

从指面向指尖方向直推为补，从指尖向指面方向直推或沿顺时针方向旋揉为清，每天一至两次，每次200～300遍。主治先天不足、久病体虚、肾虚腹泻、遗尿、虚喘、膀胱蕴热、小便淋沥刺痛。补肾水能补肾益脑，温养下元；清肾水能清利下焦湿热，用于膀胱蕴

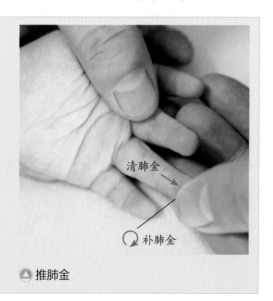

△ 推肺金

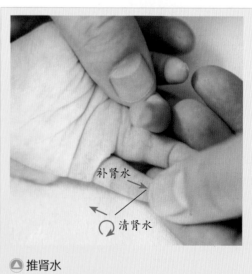

△ 推肾水

热、小便赤涩等。

肾经宜补不宜清，一般多用补法，需用清法时，也多以清小肠代之。

● 清补大肠

孩子出现腹泻的时候，做家长的，可以给孩子"推大肠"，取补法。方法很简单，也就是在孩子食指的外缘，自指尖至虎口的那条直线上，从食指指端直推到虎口即可，每天300次。

当然，如果孩子有便秘的话，也可以反过来，从虎口推到食指的指端，这叫"清大肠"。

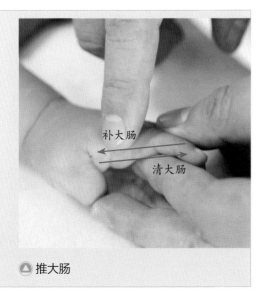

▲ 推大肠

● 七脑穴

七个脑穴即神门、前头点（额）、头顶点（皮质下）、偏头点（太阳）、后头点（枕）、脑点、脑干。每天一至两次，每次压或揉穴3～5分钟。明目增智，主治一切脑部疾病。

神门位于腕部掌侧横纹尺侧端，尺侧腕屈肌腱的桡侧凹陷处。我之所以将神门穴定为脑穴，因神门穴有镇静、消炎、镇痛、清热、止痉挛的作用，顾名思义此穴为神之门户，应当为脑穴；也用于治疗心痛、心烦、怔忡、惊悸、健忘、不寐、癫狂、痫症、痴呆、胁痛、掌中热、目黄等。

前头点（额）位于食指近节与中节之间桡侧中点，或手背上。拇指、食指掌骨之间为前头相应区，相当于合谷穴的位置，可棒压、指压。脾通于额，额与消化、精神系统关系密切，用于治疗消化系统病症与脑病。

头顶点（皮质下）位于中指近节与中节之间尺侧中点。食指、中指掌骨之间为头顶相应区，可棒压、指压。头顶点（皮质下）代表大脑皮层，乃是人体的总指挥部，心帝在其中指挥全身，在治疗各种瘫痪与慢性疾病方面，作用显著而神奇；心肺通于皮质下，可治心肺之症，也治头顶痛。

偏头点（太阳）位于无名指近节与中节之间尺侧中点。中指、无名指掌骨之间为偏头相应区，可棒压、指压。肝通于太阳，太阳与肝胆密切联系，可治疗肝胆病，以及偏头痛等类脑病。

后头点（枕）位于小指近节与中节之间尺侧中点。无名指、小指掌骨之间为后头相应区，可棒压、指压。肾通于

枕，枕与分管泌尿生殖的肾关系密切，可治疗泌尿生殖诸病与脑病。

脑点位于拇指指腹上端中点。脑点是人体脑垂体代表区，分管人体发育，与内分泌关系密切，不仅可以治疗发育异常诸病，亦可以治疗各种器质性病变与各种伤害性疾病。有再发育，使其得到复健的奇妙作用，可探索用之于长寿与健康，既是长寿的重点穴，也是治疗各种脑病与大脑发育不全的重点穴。

脑干位于拇指尺侧指腹上，脑干是延

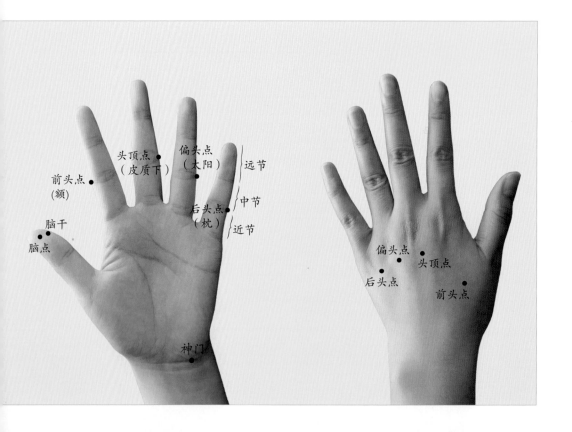

脑、脑干代表区，有指挥全身运动与镇痉之作用，对于治疗瘫痪与癫痫效果好，也可治疗大脑发育不全与各种脑病。

头病脚治，头部疾病脚上按摩效果较佳，脚上取穴可参照手穴的相应部位。

● 掐揉五指节

用拇指指甲掐手背拇指间关节和其他四指远端关节处，称掐五指节；用拇指揉动，称揉五指节。掐3～5遍，揉则要30～50遍。掐五指节主要用于惊惕不安、惊风等，多与清肝经、掐老龙合用；揉五指节主要用于胸闷、痰喘、咳嗽等，多与运内八卦、推揉膻中合用。

● 四横纹（四缝）

四横纹（四缝）即食、中、无名、小指掌侧近端指关节处。将孩子左手四指并拢，以拇指端桡侧面着力，从食指横纹滑向小指横纹，反复操作100～300次，称推四横纹；或以拇指指甲分别掐揉各5次，称掐四横纹。主治疳积、腹胀腹痛、气血不和、消化不良、惊风、气喘、口唇破裂。本穴推之能调中行气，和气血，消胀满；掐之能退热除烦，散淤结。多与补脾经、揉中脘合用。也可点刺本穴出血以治疗疳积。

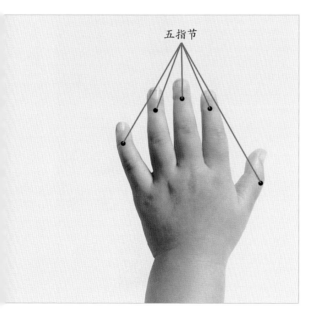

五指节

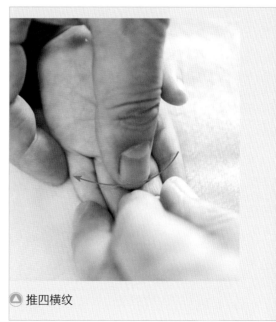

△ 推四横纹

升阳举陷的要穴，有清热、镇痛、安神作用。操作上多为揉法，常与补脾经、补肾经、推三关、揉丹田合用，治疗脱肛、遗尿等。

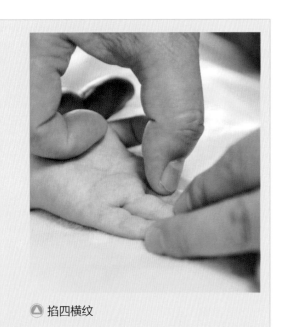

△ 掐四横纹

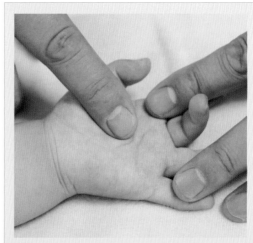

△ 揉内劳宫

● 内外劳宫

内劳宫位于掌中心，握拳时中指端所在之处即是此穴。用中指或拇指端揉50～100次或掐3～5次。揉内劳宫多用于心经有热而致口舌生疮、发热、烦渴等；将揉小天心、揉内劳宫、推掌小横纹联合起来操作，称运内劳宫，能清虚热；对心肾两经虚热最为适宜。

外劳宫在手背中央，与内劳宫相对。用中指或拇指端揉100～300次，掐3～5次。本穴性温，为温阳散寒、

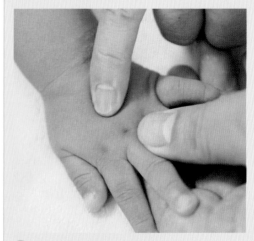

△ 揉外劳宫

● 内外八卦

八卦为小儿推拿特定穴位名称，是环绕掌心周围8个穴位的总称。

内八卦在内劳宫四周，以掌心为圆心，掌心至中指根的2/3长度为半径画圆，八卦穴即在此圆周上。桡侧为东，尺侧为西，指根为南，掌根为北。坎与离相对，震与兑相对，乾与巽相对，坤与艮相对。震为东方，属肝木；兑为西方，属肺金；坎为北方，属肾水；离为南方，属心火。分别代表八个方位：乾（西北）、坎（北）、艮（东北）、震（东）、巽（东南）、离（南）、坤（西南）、兑（西）。以拇指端桡侧或中指端着力，从坤卦开始向兑卦方向按卦位顺序旋运者，为顺运八卦；从兑卦开始向坤卦方向按卦位顺序旋运者，为逆运八卦。一般30~50次。此外，还有部分运转，如自乾经坎、艮至震等运转。顺运内八卦有宽胸理气、解胸闷、止咳化痰、行滞消食作用；逆运内八卦有降逆平喘、止腹胀呕吐作用。多与推肺经、揉板门、揉中脘合用。

不论患儿是男是女，大多数取左手八卦穴进行推拿。推拿八卦穴常用运

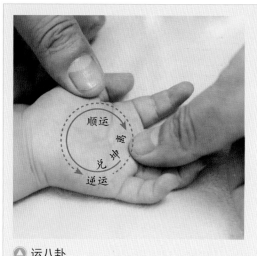

▲ 运八卦

法，称之为"运八卦"。运内八卦时，将患儿的左掌心向上，施者以左手食指、中指、无名指和小指托住患儿的左手背，以大指桡侧面作为接触面进行运法；也可用一手托持患儿的左手，另一手以食指或中指指端作为接触面推运。推运至离宫时，要轻轻带过，或以大指掩盖于离宫上，使"运内八卦"时，施者推运之指不接触离宫。因为离宫属心火，推运离宫，恐动心火。

● 半运内八卦：运土入水与运水入土

施术者用拇指端桡侧缘着力，沿孩子掌根缘运行，从大鱼际运向小鱼际，

称运土入水，若反向运行，称运水入土。每天一至两次，每次50～100遍。大鱼际即大拇指根部的肌肉群，小鱼际即小拇指根部至掌根处的肌肉群。运土入水有滋肾作用，主治小便赤涩，频数。运水入土有健脾助运、润燥通便的作用，主治腹泻，二便闭结。

与内八卦相对的手背位为外八卦。操作以顺时针方向为主，一般也为30～50次。主治胸闷、腹胀、便结。运外八卦能宽胸理气，通滞散结，多与摩腹、推揉膻中等合用。

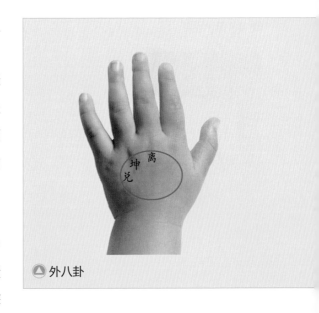

▲ 外八卦

● 揉小天心（鱼际交）

小天心又名鱼际交，位于小儿掌面，大小鱼际交接处凹陷中。用拇指或中指罗纹面着力，在孩子小天心穴上轻轻按揉100～300次或捣5～20次。具有清热疏风、利尿、通经达络之功效。

揉小天心能清热、镇惊、明目、利尿，主要用于心经有热而引起的病症，对新生儿硬皮症、黄疸、水肿、疮疖亦有效；掐、捣小天心能镇惊安神，主要用于夜啼、斜视、惊风抽搐、惊惕不安等症。配合揉上马、揉掌小横纹等治疗口疮、目赤痛、夜啼、小便短赤等。

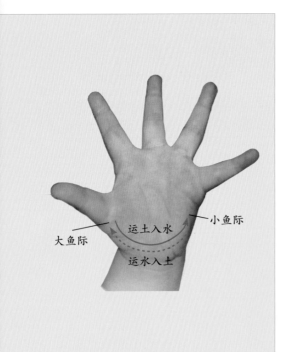

大鱼际　运土入水　小鱼际　运水入土

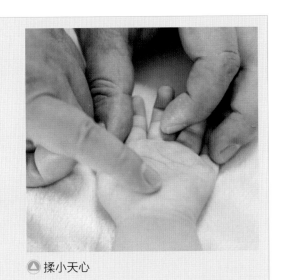
△ 揉小天心

● 揉一窝风

一窝风位于手背腕横纹中凹陷处。用拇指或中指端揉100～300遍，掐3～5遍。用于腹痛、肠鸣、关节痹痛、伤风感冒。揉一窝风能温中行气，止痹痛，利关节，治疗寒性或伤食腹痛，多与拿肚角、推三关、揉中脘合用。

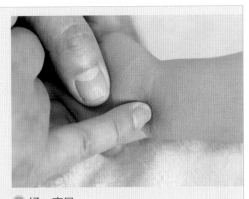
△ 揉一窝风

● 掐揉外间使

外间使位于腕背横纹上3寸，与内间使相对。用拇指指甲掐3～5遍，指端揉100～300遍。用于感冒头痛、便秘、小便赤涩、溲赤、头痛、吐泻。

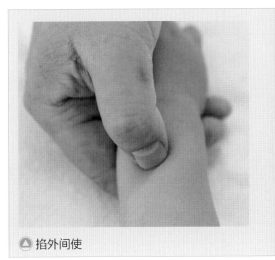
△ 掐外间使

● 揉板门

板门穴是小儿特有的穴位，在手掌大鱼际的平面。这种方法操作起来简单易行，孩子也比较容易配合。板门穴具有健脾和胃、消食化滞的功效，一般用于小儿消化不良、食积导致的食欲缺乏、腹胀、大便不调等症状。

板门穴不是一个点，而是一个椭圆

形的面状，所以又好找又容易操作。揉的时候，用中指或拇指指尖揉300～500遍即可，每天一次。

孩子年龄越小，对这个穴位的刺激越敏感，一般情况下大于6岁，效果就比较差了。

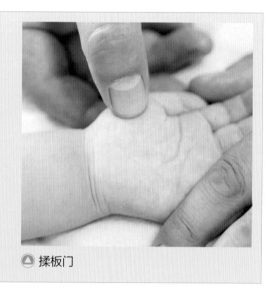
▲ 揉板门

● 揉内关

出现小儿呕吐的情况，家长先不要忙着给孩子喂药，我教大家一个简单有效的方法，就是揉内关穴。

内关穴是手厥阴心包经上的一个重要穴位，具有宁心安神、镇静止吐、降逆止呕、宽胸理气、疏通经脉的作用。

给小儿揉内关的具体方法是：让小儿伸臂仰掌，在腕横纹上2寸的两筋之间，就是内关穴了。量的时候要以小儿的指节为准，不要用大人的手量。

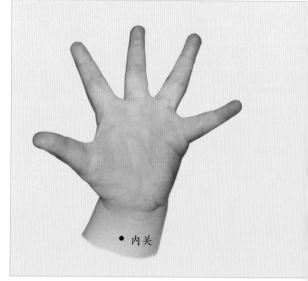
● 内关

● 推上三关

中医上讲，小儿为"纯阳之体"。另外，小孩子吃的东西太好了，体内就容易有热。这时候稍一受寒，就会引起风寒感冒而发烧。这在民间被老百姓形象地称为"寒包火"或者"寒包热"。

出现寒包火，这时候要让孩子发汗解表，这样既可以把体表的寒邪驱赶出去，也可以让体内多余的热量散发出来，从而起到退烧的作用。小儿推拿术中的"推上三关"就有这种功效。

在孩子小臂前侧，自腕横纹至肘部成一直线，就是上三关了。用拇指或食中两指自下向上推，就是"推上三关"或"推三关"，每天给孩子推100～300遍，具有发汗降热的作用。

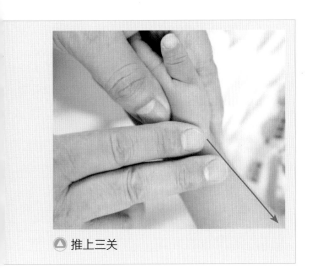

▲ 推上三关

● 清天河水

有了胃火不要紧，家长们可以跟我学清天河水。小臂内侧，自腕横纹中点至肘横纹中点成一直线的地方，中医上叫"天河水"，用拇指侧推或用食中指指腹向上直推，就叫"清天河水"，是给小儿退热的重要手法，还有宁心与安眠的作用。

当孩子发热时，每天给孩子清天河水300遍，就可以让心包经通畅，从而起到泻火的作用。

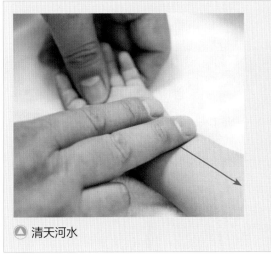

▲ 清天河水

● 退六腑

在孩子左手小臂的小指侧，自腕横纹至肘部成一直线的地方，用拇指或食中两指指腹自肘部向前推向腕部，直推300遍，叫退六腑。

六腑在中医上就是胆、胃、大肠、小肠、三焦、膀胱六个脏器的合称，具有受纳、传化、排泄功能，生理特点是传化物而不藏，实而不能满（满了就容易生热）。六腑的主要生理功能是受纳，腐熟水谷，泌别清浊，传化精华，将糟粕排出体外而不使之存留。所以六腑以和降通畅为顺。

退六腑相当于中药里的犀角、羚羊角等，是大寒之品，如果不是高烧的话，最好不要给孩子用。

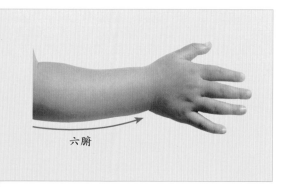

六腑

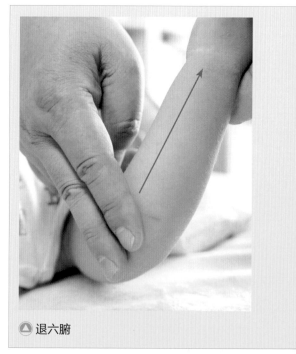

△ 退六腑

3.背部按摩穴位及手法

● 捏脊

父母双手拇指与食指并拢，从孩子的尾椎骨沿脊柱两侧向上捏，连皮带肉用力捏起即放下，捏至颈部发际处为止，以脊柱两侧皮肤微有潮红为有效。从尾椎骨捏到颈椎为补法，从颈椎向下捏到尾椎穴为清法，每天可捏一到两次，每次捏5～10遍。

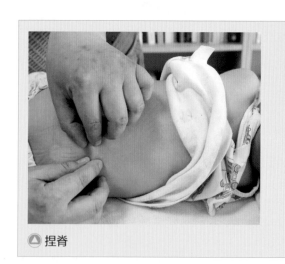

△ 捏脊

捏脊多用于治疗小儿积滞一类的疾患，如食积、疳积、呕吐、便秘、泄泻等，故又称"捏积"；还可消除肝脾肿大，并有医治百病与抗癌作用。

● 推七节

七节骨位于背部正中线第四腰椎至骶骨和尾骨交接隆突处。用拇指着力，自下而上推为补，又名推七节；下推为清七节。各100～300遍。补法止泻，清法治便秘。若与按揉百会、揉丹田合用，可治疗气虚下陷的脱肛、遗尿症。

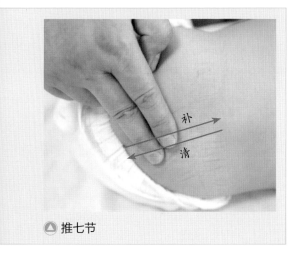

△ 推七节

● 揉尾尖（龟尾）

龟尾位于骶骨、尾骨交接隆突处下缘。每天一至两次，用拇指或中指揉100～300遍。龟尾穴性平和，能止泻，也能通便。多揉尾尖（龟尾）与揉脐、摩腹、推七节骨合用，治疗腹泻、便秘等症。

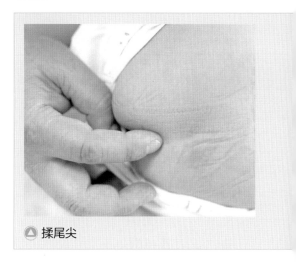

△ 揉尾尖

● 揉大椎

大椎位于第七颈椎与第一胸椎棘突之间。每天用中指或食指或拇指揉30～50遍。揉大椎有清热解表作用，主要用于外感发热、项强。此外，用拇食指或屈曲的食中指蘸清水，在此穴位上作拧法至皮肤轻度充血为止，对百日咳有一定疗效。大椎穴为人体气血的总开关，每天揉一次如同打开气血的总阀门。

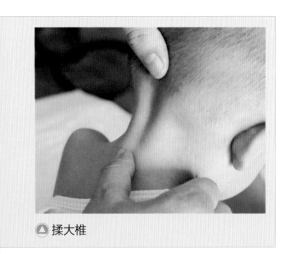

△揉大椎

● 拿肩井

　　肩井位于大椎与肩峰连线之中点，肩部筋肉处。用拇食中三指提拿肩井，称拿肩井；用指端按其穴，称按肩井。拿3～5遍，按揉30遍。主治感冒、惊厥、上肢活动受限。拿按肩井能宣通气血，发汗解表。

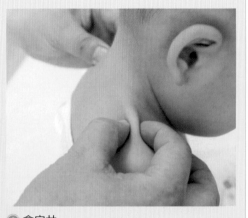

△拿肩井

● 推脊柱

　　小孩子患上风热感冒的时候，怕冷怕热的表现不太明显，主要表现就是发烧重、咳声粗亢、痰稠色黄、头痛、咽干、口渴、流黄鼻涕、便秘等。这个时候可以用"推脊柱"的手法，为孩子退烧减热。具体的做法是，沿着孩子的脊柱，从大椎穴开始，往下到尾骨之间的那条直线，用食中指指腹由上而下直推，每天推100～300遍。

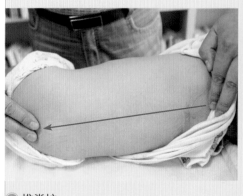

△推脊柱

　　具体一点说就是，它可以宣肺利窍，固表通阳，预防感冒、咳嗽、哮喘、咽喉炎等外感病症。

● 分推肩胛骨

分推肩胛骨是用双手拇指沿孩子的双肩胛骨骨缝从上向下作弯月形分推，推100～300遍。

久咳一定与肺气不充、肺阴不足有关，这时候一定要宣肺才行。肺气充足了，到喉咙这个关口时，肺气一冲就过去了，就不会咳了。宣肺止咳的话，分推肩胛骨的效果最好，对久咳气急的患儿尤其适用。

人的两片肩胛骨对应的是左右两个肺脏，这就跟腰与肾的关系差不多。中医讲"腰为肾之府，壮腰可护肾"，那么，肩胛骨也可以说是肺脏的"府"，从上往下推肩胛骨的缝，就可以起到宣肺的作用。

● 揉肺俞

在小儿背部的第三、四胸椎间，正中线旁开1.5寸处，左右各有一个穴位，叫肺俞穴。此穴主治肺经及呼吸道疾病，如肺炎、支气管炎、肺结核等。冲击此穴，可以震动心肺。父母坚持每天用双手拇指指尖在此处作揉法（右手顺时针，左手逆时针）300遍，就可以很好地润肺阴、祛痰湿、清除肺部的湿热之气，从而起到治疗感冒的作用。

另外，中医说"肺主皮毛"，肺的精气对皮毛有滋养和温煦的作用，皮毛的散气与汗孔的开合也与肺之宣发功能密切相关。因此，揉肺俞，可以调理肺部功能，预防感冒。

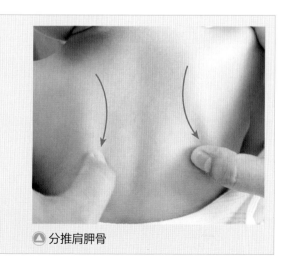

▲ 分推肩胛骨

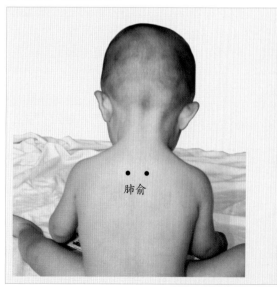

肺俞

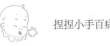

4.胸部按摩穴位及手法

● 按揉天突

天突穴在胸骨切迹上缘凹陷处。用中指或拇指按揉20～30遍。主治痰喘、呕吐、呃逆。由于气机不利、痰涎、壅盛或胃气上逆所致痰喘、呕吐，多与推揉膻中、揉中脘、运内八卦合用。

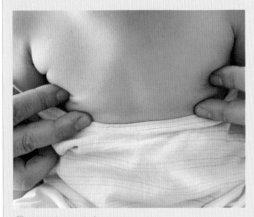

△ 揉乳根、乳旁

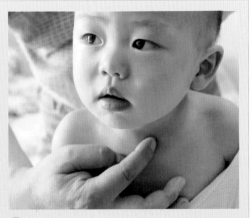

△ 按天突

● 揉乳根、乳旁

乳下二分为乳根，乳外旁开二分为乳旁。以食中二指分按两穴，同时揉20～50遍，也可用中指揉单穴。主治喘嗽、胸闷、呕吐。

● 搓摩胁肋

用两手从两腋下搓摩至天枢穴处，前后往返操作50～100遍。主治胸闷、胁痛、痰喘气急、疳积。

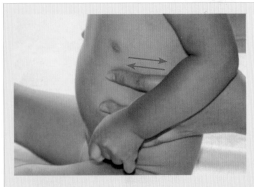

△ 搓摩胁肋

● 推揉中脘

中脘位于脐上4寸。用指端或掌根按穴称揉中脘；用掌心或四指旋摩称摩中脘；用食指和中指自喉下直推至中脘称推中脘，又称推胃脘。揉100～300遍，摩5分钟，推100～300遍。揉摩中脘能健脾和胃，消食和中，多与按摩足三里、推脾经合用；推中脘主治胃气上逆，嗳气呕恶。

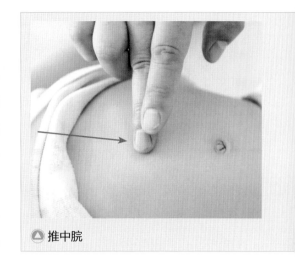

△ 推中脘

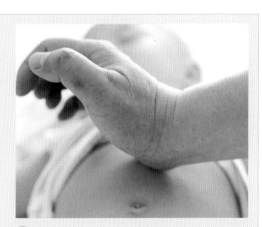

△ 揉中脘

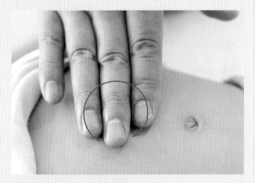

△ 摩中脘

● 分推腹阴阳

腹阴阳即两肋弓下缘或上腹部两侧。用双拇指自剑突下分别沿肋弓下缘分推100～200遍；或自肋弓下缘分推至脐部两侧5～10遍。主治腹痛、腹胀、消化不良、烦躁不安、夜啼。

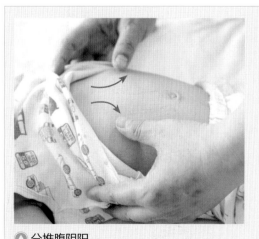

△ 分推腹阴阳

● 摩腹

用四指指腹或全掌着力作顺时针旋摩腹前腹壁，每次5分钟。主治腹胀、腹痛、便秘、腹泻、疳积。常与捏脊、按揉足三里合用，为常用小儿保健手法。

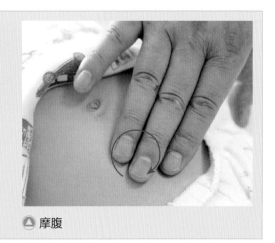

△ 摩腹

● 揉脐

用中指端或掌根揉肚脐或脐周部，称揉脐；自脐直推至小腹或反之操作，称推脐；用拇食中三指抓住肚脐抖动，称抖脐。揉100～300遍，推100遍，抖5～10遍。

揉脐能温阳散寒、补益气血、健脾和胃、消食导滞，多用于腹泻、便秘、腹痛、疳积等。操作上常将揉脐、摩腹、上推七节骨、揉龟尾配合应用，简

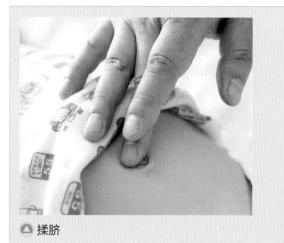

△ 揉脐

称"龟尾七节，摩腹揉脐"，治疗腹泻效果较好。推脐常用于腹胀、尿潴留。抖脐常用于肠梗阻、肠套叠、腹痛。

● 揉天枢

天枢位于脐旁2寸，揉天枢就是用食指和中指分揉两穴，每次揉50～100遍。天枢为大肠之募穴，能疏调大肠、理气消滞。

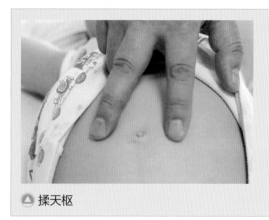

△ 揉天枢

● **揉丹田**

　　丹田位于小腹部，或脐下2寸与3寸之间。用掌根揉50~100遍，摩5分钟。揉摩丹田能培肾固本，温补下元，分清别浊，多用于小儿先天不足、寒凝少腹、脱肛、遗尿等，常与补肾经、推三关、揉外劳宫合用。揉丹田对尿潴留有效果，常与推箕门、清小肠合用。

● **拿肚角**

　　肚角即腹部两旁大筋。拿肚角即用双手拇食中三指分别同拿两穴3~5遍，中指按揉30遍。拿肚角是小儿止腹痛的要法，对各种原因引起的腹痛均可应用，特别对寒痛、伤食痛效果更好。此法刺激性强，不可多拿，一般列在最后操作。

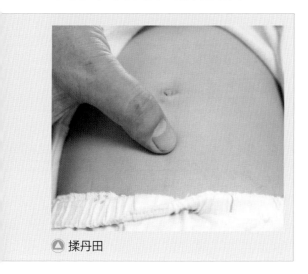

△揉丹田

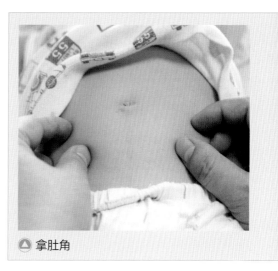

△拿肚角

5.下肢按摩穴位及手法

● **推箕门**

　　箕门穴位于大腿前内侧，髌骨内上缘至腹股沟之间。用食指和中指指腹或

拇指罗纹面着力，自髌骨内上缘直线推至腹股沟，反复操作100~300遍。推箕门性平和，有较好的利尿作用。用于尿潴留多与揉丹田、按揉三阴交配合；用

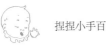

于小便赤涩不利多与清小肠配合。

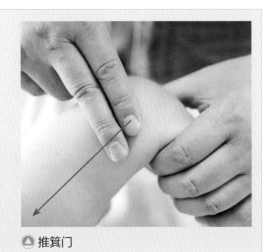

△推箕门

● 拿足膀胱

足膀胱，位于大腿内侧血海穴上6寸处。有左为膀胱，右为命门之说。用手指罗纹面着力拿捏3～5遍。主治尿闭。

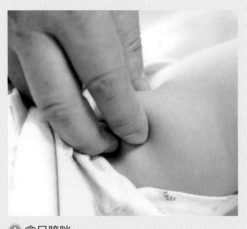

△拿足膀胱

● 拿百虫

百虫，大腿髌骨内上缘2.5寸处。用拇指按揉30～50遍，拿3～5遍。主治四肢抽搐，下肢痿软。用于下肢瘫痪及痹痛等，常与拿委中、按揉足三里合用；用于惊风、抽搐，手法宜重。

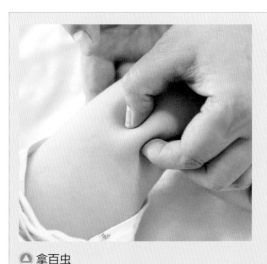

△拿百虫

● 按膝眼

膝眼也称鬼眼，屈膝90度，髌底见内外膝眼凹陷处。用双拇指或拇食指按揉30～50遍，掐3～5遍。主治惊风抽搐、下肢痿软。

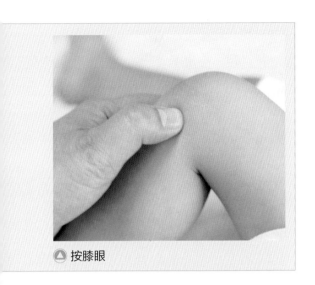

▲ 按膝眼

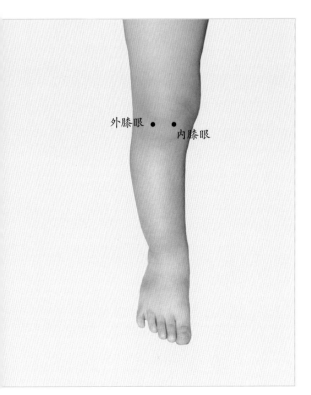

外膝眼　● ●
　　　　　内膝眼

● 揉压足三里

传统中医认为，按摩足三里有调节机体免疫力、增强抗病能力、调理脾胃、补中益气、通经活络、疏风化湿、扶正祛邪的作用。

足三里位于小腿外膝眼下四横指（用小儿的手取），胫骨外侧约一横指处，是足阳明胃经的主要穴位，是一个强壮身心的大穴。

揉足三里的具体做法是：每天用大拇指或中指按压足三里穴一次，每次每穴按压5～10分钟，每分钟按压15～20次。注意每次按压要使足三里穴有针刺一样的酸胀、发热的感觉才行，如果没有感觉说明你并没有找对穴位。家长可

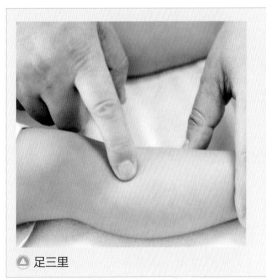

▲ 足三里

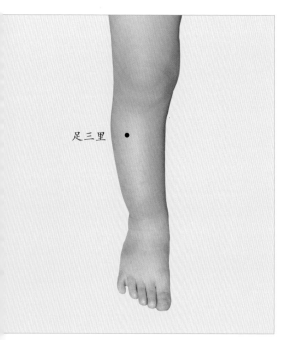

足三里

30遍，用于惊风、下肢抽搐。常与拿委中、拿百虫、掐解溪合用，治疗角弓反张、下肢抽搐。

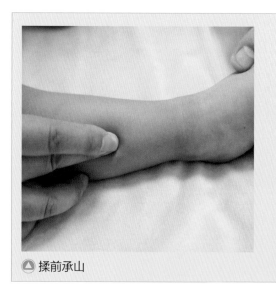

△ 揉前承山

以在自己的身上先试一试，找准穴位后再对孩子进行按压。照这样坚持2～3个月，就会使孩子的胃肠功能得到改善，使孩子精神焕发，精力充沛。

在这里我也要强调一下，足三里穴也是宜补不宜清。在我的这本书里，很多地方都用到了足三里穴，但唯有急救中毒性菌痢患儿一例，用的是指压双足三里附近的高升点。

● **掐揉前承山**

前承山，即膝下8寸，胫骨外旁与后承山相对处。用拇指或中指掐5遍，揉

前承山

● 揉三阴交

三阴交，顾名思义，是肝经、脾经、肾经三条阴经的交汇处，经常揉这个穴位，对于调理肝、脾、肾都很有好处。另外，脾与胃相表里，肾与膀胱相表里，肝与胆相表里，揉了这个穴位，就相当于调理了人体五脏六腑里的三脏三腑。

三阴交这个穴位很好找，就在小儿脚内踝尖上3寸，胫骨后缘稍后处。从治病的角度讲，每天揉300下三阴交穴，有强壮、消炎作用，对治肠炎、泌尿系统疾病也有一定的成效。

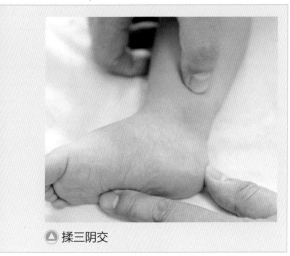

△ 揉三阴交

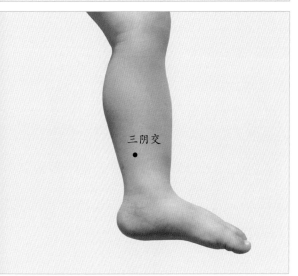

● 掐揉解溪

解溪，即踝关节前横纹中点，两筋之间凹陷处。用拇指掐3～5次，揉50～100遍。主治吐泻、惊风、踝关节屈伸不利。

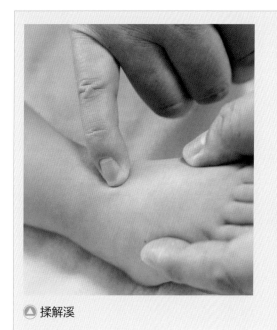

△ 揉解溪

● 掐大敦

大敦，位于足大趾末节外侧，距趾甲角0.1寸。用拇指掐5遍，主治惊风。

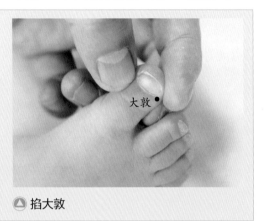

△ 掐大敦

● 拿委中

委中，屈膝，腘窝横纹中点，两筋凹陷处。用食中指端缓力提拿与勾拨该处筋腱3～5遍。主治惊风、下肢痿软、腰部功能受限。

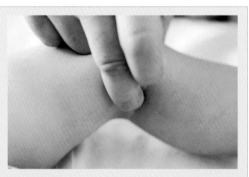

△ 拿委中

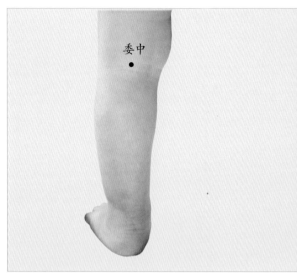

委中

● 拿后承山

小腿绷紧时，小腿后面有一大块肌肉，肌肉下面凹陷处就是后承山。用食中指或拇指着力穴位拿5遍；用拇指罗纹面着力向上或向下直推100～300遍。主治腿痛转筋、下肢痿软、腹痛、腹泻、便秘。常与拿委中配合，治疗惊风抽

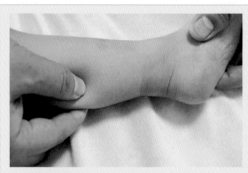

△ 拿后承山

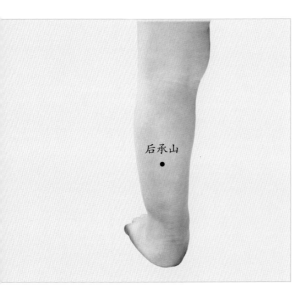

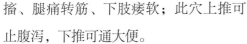

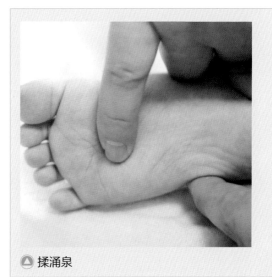

△ 揉涌泉

搐、腿痛转筋、下肢痿软；此穴上推可止腹泻，下推可通大便。

● **揉涌泉**

涌泉，足底前中三分之一中央凹陷处。用拇指端揉50～100遍，捏3～5遍，自涌泉向大趾方向直推50～100遍。揉涌泉（右脚）能治吐泻，一般认为向左揉止吐，向右揉止泻；推涌泉能引火归元，退虚热，主要用于五心烦热、烦躁不安等，常与揉二马、运内劳宫合用，若配合退六腑、清天河水可加强退实热之功效。

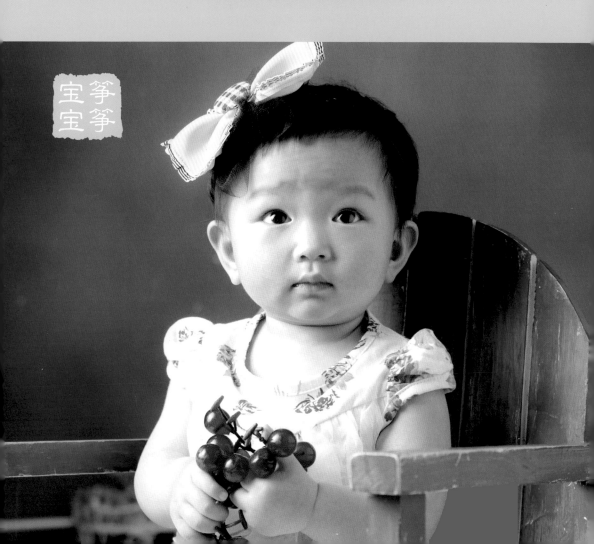

第二章

孩子不爱吃饭，调理脾胃是重点
——脾胃系统保健按摩法

宝宝
笨笨

1. 我此生的第二个病人——孩子疳积怎么办

症状

疳积一般由喂养不当造成。患儿形体消瘦，体重比正常的孩子低很多，脸色不好，没有光泽，头发稀疏、枯黄，严重的患儿会瘦弱异常，体重能比正常的孩子低30%～40%。这类孩子大便干稀不定，肚子膨胀，就像非洲难民的小孩似的。精神头也不好，有的爱发脾气，或者喜欢揉眼睛、吃手指、磨牙等。因为营养不良，还可能会贫血，出现营养性水肿。

操作方法

补脾土300次，清肝木、清心火各200次，补肺金、补肾水各300次，揉外劳宫150次，推上三关300次，揉双足三里各300次，捏脊1次。

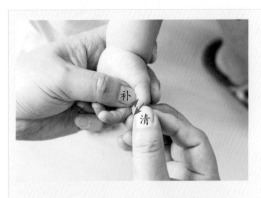

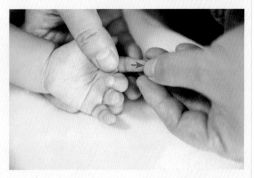

补脾土：沿顺时针方向旋揉拇指罗纹面，或循拇指屈曲的桡侧指面向掌根方向直推。
清脾土：循拇指屈曲的桡侧指面向指尖方向直推。

清肝木：在食指指面向指尖方向直推。

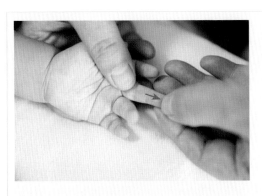

⚠ 清心火：在中指指面向指尖方向直推。

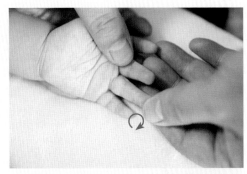

⚠ 补肺金：在无名指罗纹面沿顺时针方向旋揉。

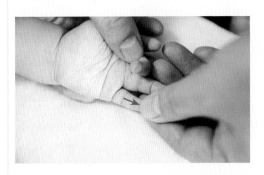

⚠ 补肾水：在小指罗纹面从指面向指尖方向直推。

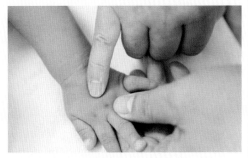

⚠ 外劳宫：在手背中央，第二、三掌骨之间，掌指关节后0.5寸，与内劳宫相对。

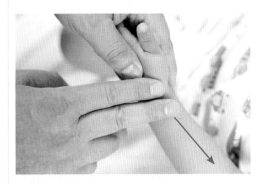

⚠ 推三关：在孩子小臂桡侧（大拇指一侧），自腕横纹至肘部成一直线。用拇指或食中两指自下向上推。

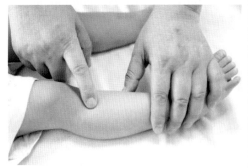

⚠ 足三里：位于小腿外膝眼下四横指（用小儿的手取），胫骨外侧约一横指处。

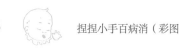

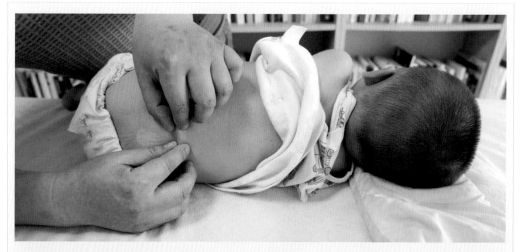

捏脊：父母双手拇指与食指并拢，从孩子的尾椎骨沿脊柱两侧向上捏，连皮带肉用力捏起即放下，捏至颈部发际处为止，以脊柱两侧皮肤微有潮红为有效。

 健康宝宝专栏

　　疳积的孩子现在比较少了，更多的是厌食和积滞的，一般不会到疳积这么严重。但孩子脾胃娇嫩，还是很容易出问题，所以这个病也一直是小孩子的常见病之一。

　　在农场干活时我治疗过一个两岁的男孩。他瘦得皮包骨，两只无神的眼睛显得很大，脸色焦黄呈现炭色，胃口特差，且患腹泻，啼声低微，气血两虚，父母到处求医，均无效果，眼看面临死亡深渊，我出自一颗医者的仁心自告奋勇地说可以尝试救救孩子。但要与其父母约法三章。一是保密，不让任何人知晓。二是死马当成活马医，万一死亡，不担责任。三是不收费，也不收礼。

　　我就是用上面的方法为其治疗的。共用两个疗程，40天后小孩果然神奇般地康复了。这是我第一次义务为他人治病，这个小孩是我此生的第二个病人。

2.摸摸小手泻立停——孩子腹泻怎么办

症状

　　泄泻可以说是我们国家两岁以下的小孩最容易得的疾病之一了，谁家的孩子没拉过肚子呢。拉肚子可能是病毒、细菌引起的，也可能是饮食不当，脾胃虚弱，天气冷暖变化等造成的，原因很多。泄泻的时候大便稀薄，或夹杂奶块、没有消化的食物，如同蛋花汤；也有呈黄绿色，或褐色，比较臭，还夹杂着少量黏液。同时可伴有恶心、呕吐、不爱吃东西、腹痛、发热、口渴等症状。

操作方法

　　取小儿的左手，补脾土300次，补大肠200次，揉板门200次，推上三关300次，推七节300次，揉龟尾300次，揉双足三里300次，捏脊5遍。

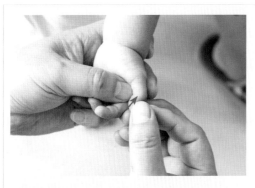

▲ 补脾土：沿顺时针方向旋揉拇指罗纹面，或循拇指屈曲的桡侧指面向掌根方向直推。

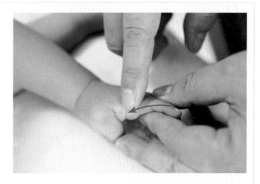

▲ 补大肠：在食指的外缘（桡侧），自指尖至虎口的那条直线上，从食指指端直推到虎口即可。

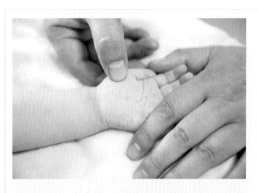

⬭ 揉板门：在手掌大鱼际的平面，是一个椭圆形的面状，揉的时候，可用中指或拇指指尖揉。

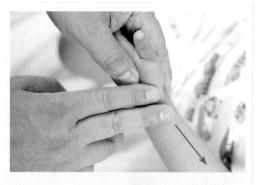

⬭ 推三关：在孩子小臂前侧，自腕横纹至肘部成一直线。用拇指或食中两指自下向上推。

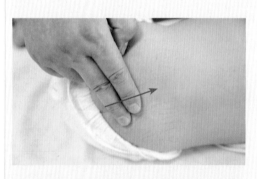

⬭ 推七节：七节骨位于背部正中线第四腰椎至骶骨和尾骨交接隆突处。用拇指着力，自下而上推。推七节最好在两餐中间进行。

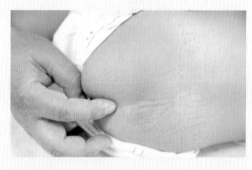

⬭ 揉龟尾：位于尾骨端下，尾骨端与肛门连线中点。

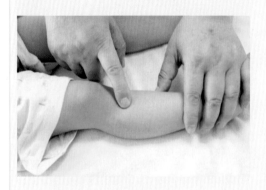

◀ 足三里：位于小腿外膝眼下四横指（用小儿的手取），胫骨外侧约一横指处。

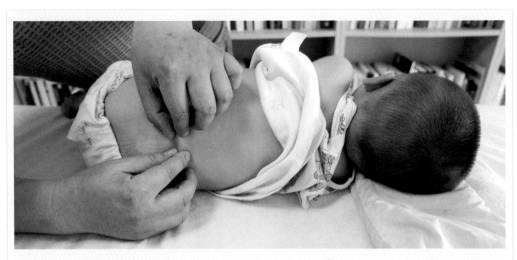

⚠ 捏脊：父母双手拇指与食指并拢，从孩子的尾椎骨沿脊柱两侧向上捏，连皮带肉用力捏起即放下，捏至颈部发际处为止，以脊柱两侧皮肤微有潮红为有效。

 健康宝宝专栏

有一次我借住的农民家的3岁的孩子，腹泻不止，一天多达20多次。征得家人同意后，我就为孩子推拿，只按摩一次，就立竿见影，小儿腹泻马上停止了，饮食也恢复正常了。我连着为他调理了两天，孩子就完全没有腹泻的症状了。他家人十分高兴，赞我医术高明。我也十分快乐，感觉自己的付出终于得到了患者的认可。

这是我下放仓镇公社第一次施展身手，接着便有不少社员抱着小儿来找我治病，我也来者不拒，大显身手，且均见效果。有10个以上的小儿，或腹泻，或发热，或咳嗽，均有疗效。这种不花钱、不吃药便能治病的方法，是很值得研究的。

大凡腹泻均用补法，便秘则用清法。一定要弄清补与清的关系，不可弄错，比如补大肠乃是由食指推到虎口，止泻，清大肠则是由虎口推到食指尖，治便秘。

3. 大雨中的急诊——急救小儿休克

症状

如果小儿出现一些急症，又不能马上送往医院救治，可以先进行应急按摩，为后续的治疗争取时间。孩子昏厥时，或者有意识，但比较烦躁，面色苍白，口唇指甲轻度紫绀，心率加快，呼吸频率增加，出冷汗……甚至意识不清时，我们可以参考下列方法应急处理。

操作方法

掐小儿人中，捏精宁、威灵、太溪、昆仑、双肺俞穴。

以上腹部为重点，做腹部常规按摩，推、滚、揉各300次（此法针对此病例）。

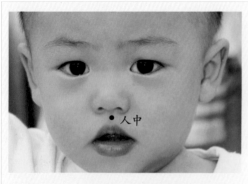

△ 掐人中。人中位于上嘴唇沟的上三分之一与下三分之二交界处，为急救昏厥要穴。

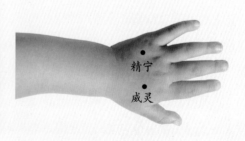

△ 重捏孩子手背上的精宁、威灵两穴。精宁穴位于手背第四、第五掌骨中点，约与外劳宫相平。威灵穴位于手背第二、第三掌骨间中点。

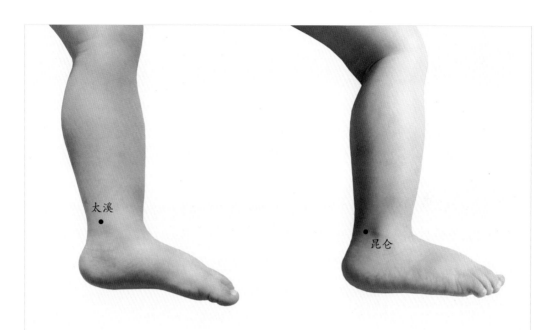

🔺 重捏孩子双脚上的太溪、昆仑两穴。太溪位于内踝尖与跟腱之间凹陷处。昆仑位于外踝尖与跟腱之间的凹陷处。

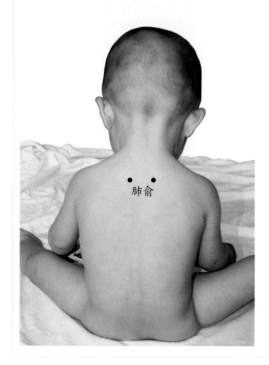

🔵 重捏孩子背上的双肺俞穴。
肺俞位于第三胸椎棘突旁开1.5寸。

健康宝宝专栏

　　一个风雨交加的黄昏，我正坐在门口钻研医术，抬头看见从仓镇公社医院方向，来了一对约40岁的夫妇，抱着一个5岁左右的男孩，来向我紧急求助。

　　这个孩子已处于休克状态，公社医院诊断为急性肠梗阻或阑尾炎，无法治疗，开具证明要他们立即到县医院去求治。此时已近黄昏，离县城还有20公里路，他们一无钱二无粮票，看孩子病情危急，怕赶过去已经来不及了，只好来找我。

　　我询问病儿的情况，其母答道："6天之前，他吃下一大碗汤团，此后便什么也吃不进，吃了便吐，大小便不通，就成了现在这个样子。"

　　我用手摸摸小儿额头，并不发热，又摸摸小儿胃部，手感其间有硬块，如拳头状。我便恍然大悟，觉得此儿既非肠梗阻，亦非阑尾炎，只不过是那一大碗汤团结成硬块，使得上下不通，大小便皆无，以致饿得"休克"罢了。

　　我答应为他们治一治，条件是严格保密，不能让医院知晓，以免给我造成麻烦。按摩后我告诉家长留儿观察一下，如一小时后有小便，两小时后有大便，其病已愈，不用去县医院了。

　　后果如我所言，一个小时后夫妇高兴地告诉我，孩子小便了。是树有根，是病有因，对于任何疾病，都应该找出病根，才能像拔萝卜那样将疾病连根拔除，切不可轻易下结论。

4.宝宝吃饭香，才能身体棒 ——孩子厌食怎么办

症状

　　这个病城市的孩子得的多些，夏季比较严重。主要表现为孩子长期没食欲，不爱吃东西，食量明显比别的同龄孩子小。脸上没有光泽，比较瘦，但是精神头还比较好，活动跟以往比没什么大改变。

操作方法

　　手掌的二间、脾、小肠三个穴每天各揉300次。

　　10岁以上的孩子，可以用王不留行子压耳朵上的小肠、胃、脾、胰胆四个穴。

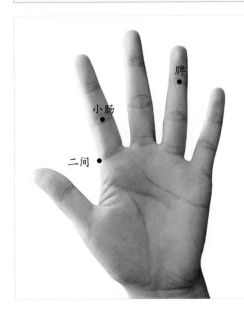

脾

小肠

二间

◁ 二间穴位于食指近节桡侧前缘凹陷处。

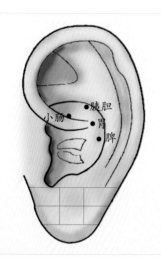

 对于10岁以上的孩子，可以用王不留行子贴在耳朵上的小肠、胃、脾、胰胆这四个穴上。并叮嘱孩子，每天有空的时候就压一压，每个穴位按压不能少于3分钟。父母如果有时间的话，也可以用火柴棒在这几个点上进行按压，每个点7～8分钟。压耳穴方法，1周岁以上的孩子才能使用。

健康宝宝专栏

　　我年轻的时候厌食的孩子特别少。原因很简单，都吃不饱，一看到好吃的东西都是一种饿虎扑食、狼吞虎咽之势。另外，那时候一年也吃不上几次肉，不像现在，天天都能有肉吃。但是，现在的孩子吃得太好了，也容易出问题，厌食就是其一。

　　大人小孩都会厌食，但是小儿厌食对身体的伤害要大得多。原因很简单，小孩正处在身体发育的黄金时期，厌食会造成孩子的抵抗力下降、反复感冒、营养不良等，甚至还会影响到孩子的身高、智力发育。

　　孩子厌食的时候，如果排除其他疾病的可能，只是单纯地没有食欲、没有饥饿感，甚至是拒食，那就跟脾胃功能失调有着直接的关系。推拿可以起到消食导滞、滋养胃津、健脾补气的作用。

　　另外，小儿"乳贵有时，食贵有节"。家长给孩子安排膳食的时候，一定要注意，饮食要定时定量，注意营养均衡，不偏食，少吃零食，尽量少让孩子吃冰冻生冷的饮料，以免冲淡消化液。饮食宜清淡，多进食易消化且富营养，健脾之品，如胡萝卜、淮山、麦芽、豆浆等。

5. 饭后总打嗝——孩子嗳气怎么办

症状

嗳气俗称打嗝，多出现在吃饭后，多伴有酸腐的气味，声音缓长，是胃气上逆的表现。

操作方法

以小儿的手穴为主，选太渊、少商、胃肠点、中魁这四个穴位，每天给小儿揉300次。

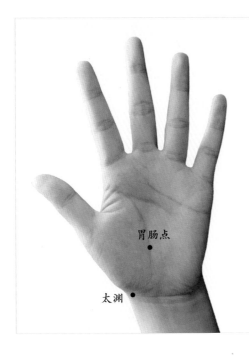

胃肠点

太渊

◀ 太渊：掌心向上，掌侧腕横纹外侧摸到动脉，动脉外侧就是。

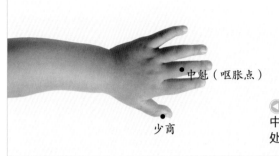

中魁（呕胀点）

少商

◀ 少商：在拇指桡侧，距指甲角0.1寸。
中魁：位于手中指背侧，近侧指间关节的中点处。

健康宝宝专栏

　　打饱嗝属于正常现象，中医上叫做"气机上逆"，气从胃中上逆，出喉咙而发出声音。偶尔在进食过后，打嗝不停，也不算什么大毛病。但是，如果经常打饱嗝的话，那胃里肯定是有问题了。

　　大人如果经常打饱嗝，很有可能是反流性食管炎、慢性胃炎、消化道溃疡等，但是小孩就简单得多了，小孩身体内的器官都是新的，不可能是胃炎、胃溃疡之类的，就是一个"气机上逆"的病因所致的。从西医上讲，就是胃里有空气了，要通过打嗝跑出来。从中医上讲，脾气主升，胃气主降。如果胃的吸收功能出了问题，胃气就不顺着原路走了，就会往上走，这时候就会打嗝，发出声响。

　　治嗳气的根本还是调理胃气。

　　这四个穴位里，胃肠点很明显，可以疏通胃肠道，使胃肠道功能恢复正常。

　　中魁自古以来就是治嗳气的妙穴，在手中指背侧近侧指关节的中点处。中医认为它有治疗嗳气、噎食、呕吐、食欲缺乏等作用。

　　太渊和少商穴都是手太阴肺经上的要穴，肺司一身之气，胃中之气当然也归于内。《内经》中就说："谷入于胃，胃气上注于肺。"所以，这两个穴位也是必不可少的。

6.宝宝常口臭，首要任务是清胃火
——孩子口臭怎么办

症状

　　口臭可能是口腔问题引起的，比如牙周炎、龋齿，也可能是临近的组织炎症引起的，比如鼻炎、化脓性扁桃体炎等，还有就是脾胃的问题，也会引起口臭。小孩子有了口臭的问题要查清原因，如果是酸臭的气味，一般是脾胃的问题，可以用我下面提到的方法来治疗。

操作方法

　　婴幼儿，在小儿手心的劳宫穴和脚上的大钟穴各按七八分钟。

　　一岁以上的孩子，火柴棒压耳穴口、胃、心、脾，每穴点压三分钟。

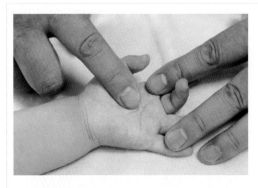

△ 内劳宫：位于掌中心，握拳时中指端所在之处即是此穴。

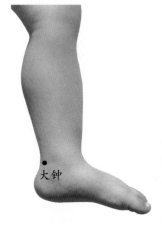

大钟

◁ 大钟：在足内侧，内踝后下方，跟腱附着部位的内侧前方凹陷处，太溪下0.5寸偏后。

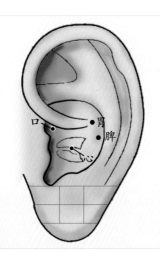

◀ 压耳穴的口、胃、心、脾。

健康宝宝专栏

　　小儿口中腥臭，多跟食积有关。胃的功能就是腐化食物，小儿出现食积的时候，就是胃里的食物腐化完以后不能及时被脾脏转化为水谷精液运送到全身，这时候，食积化火，胃中之气就会顺着食管上行，口气自然就不好闻了。

　　其实，如果仔细观察的话，小儿除了会有口中腥臭外，还会伴有手脚心热、烦躁、爱踢被子、头汗多、面颊潮红、大便恶臭等症状。这时候，父母可以先把孩子的食量减一减，如果是婴幼儿的话，可以每天在宝宝手心的劳宫穴和脚上的大钟穴各按七八分钟。

　　劳宫穴有清心火、安心神、除口臭的功效。配上肾经上的大钟穴，可以起到调理心肾的作用。大钟穴位于足内侧，内踝后下方，跟腱附着部的内侧前方凹陷处。

　　心主火，肾主水，按这两个穴位可以使心肾相交，水火相济，阴阳平衡，从而起到治病的作用。年龄稍大一点的孩子，可以试试火柴棒压耳穴的方法，选口、胃、心、脾四个点，每个点压三分钟就可以了。

　　口臭的病根在胃，配合我讲的方法，不仅可以把口臭治好，还可以把脾胃功能调理平衡。治病求根，这才是我的×形平衡法的根本。

7. 小儿推拿术再见奇效
——孩子得了中毒性菌痢怎么办

症状

中毒性菌痢多见于2～7岁体质好的儿童，起病急骤，全身中毒症状明显，高烧达40℃以上。若不及时治疗，会发生休克、昏迷，危及生命。需要注意的是这个病肠道症状可能不是很明显，有的肚子不疼，也没有明显的腹泻症状。这个病是很严重的，有条件的家庭要及时送医，积极救治。

操作方法

取小儿左手，补脾土300次，补大肠200次，揉板门150次，清肝木与心火各200次，清补肺金各150次，补肾水300次，推上三关300次，清天河水300次，退六腑300次，推脊柱300次，捏脊5次，指压双足三里附近的高升点500次。

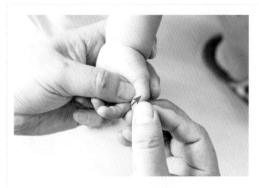

⬆ 补脾土：沿顺时针方向旋揉拇指罗纹面，或循拇指屈曲的桡侧指面向掌根方向直推。

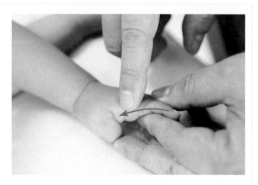

⬆ 补大肠：在食指的外缘（桡侧），自指尖至虎口的那条直线上，从食指指端直推到虎口即可。

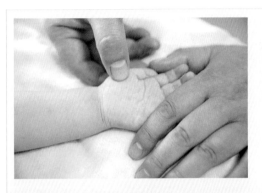

△ 揉板门：在手掌大鱼际的平面，是一个椭圆形的面状，揉的时候，可用中指或拇指指尖揉。

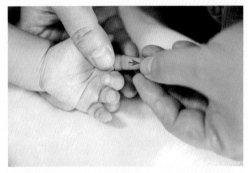

△ 清肝木：在食指指面向指尖方向直推。

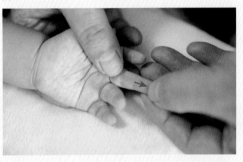

△ 清心火：在中指指面向指尖方向直推。

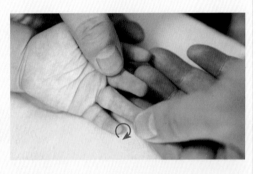

△ 补肺金：在无名指罗纹面沿顺时针方向旋揉。

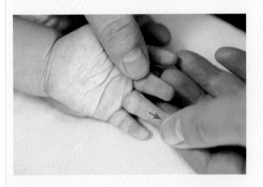

△ 清肺金：在无名指指面向指尖方向直推。

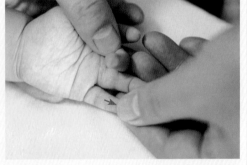

△ 补肾水：在小指罗纹面从指面向指尖方向直推。

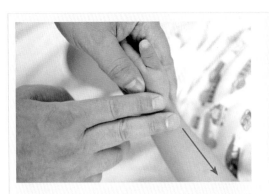

⚫ 推三关：在孩子小臂前侧，自腕横纹至肘部成一直线。用拇指或食中两指自下向上推。

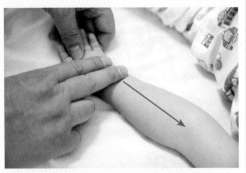

⚫ 清天河水：天河水在小臂内侧，自腕横纹中点至肘横纹中点成一直线的地方。用拇指侧推或用食中指指腹向上直推，就叫清天河水。

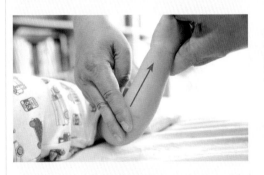

⚫ 退六腑：六腑在小臂的后侧（尺侧），自腕横纹至肘部成一直线的地方，用拇指或食中两指指腹自肘部推向腕部。

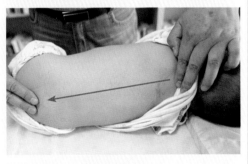

⚫ 推脊柱：沿着孩子的脊柱，从大椎穴开始，用食中指指腹由上而下直推到尾骨。

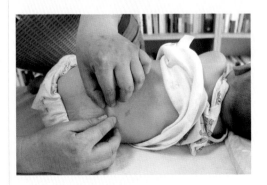

⚫ 捏脊：父母双手拇指与食指并拢，从孩子的尾椎骨沿脊柱两侧向上捏，连皮带肉用力捏起即放下，捏至颈部发际处为止，以脊柱两侧皮肤微有潮红为有效。

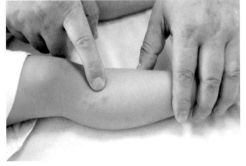

⚫ 指压双足三里附近的高升点。足三里位于小腿外膝眼下四横指（用小儿的手取），胫骨外侧约一横指处。

健康宝宝专栏

　　下乡期间，我在定远县城被一位林姓朋友叫到他家，原来他4岁的儿子因患中毒性菌痢，腹痛屙脓血，高烧40℃以上降不下来，实已病危，县医院束手无策，要他转院。

　　经他夫妻一再央求，我用小儿推拿术为其治疗，治痢与退热双管齐下。一次按摩，就使患儿体温降到37.5℃，三次下来便热度退清，一周之后，小孩的病痊愈，办了出院手续。我是在病儿出院，为其又做了一次保健按摩之后才走的。

　　抢救中毒性菌痢的成功，无疑创造了中医小儿推拿术的奇迹，从退热与治痢的效果来看，小儿推拿术实乃国宝也。这也是我用小儿推拿术治疗小儿菌痢的唯一病例。

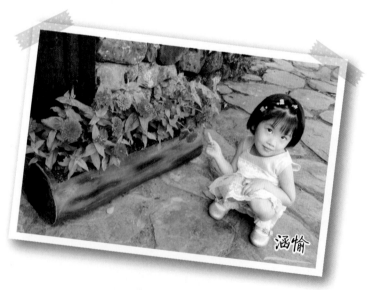

明媚的阳光，明媚的女孩

8. 献给天下父母的一道秘方
——治疗急性细菌性痢疾

症状

　　细菌性痢疾是小儿较常见的一种肠道传染病，由痢疾杆菌所致。临床上以发热、腹痛、腹泻、里急后重及排含黏液、脓血的稀便为主要症状。起病急，发展快，病情严重，常发生惊厥及休克，易引起死亡，必须早期诊断，及时治疗。

操作方法

　　按摩双侧耳穴小肠、大肠、上颌、下颌、神门、肾上腺、内分泌、皮质下、枕。

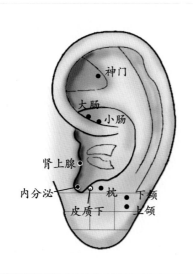

神门
大肠
小肠
肾上腺
内分泌　枕
皮质下　下颌
　　　　上颌

🔵 压耳穴这个方法，一周岁以上的孩子才能使用。

健康宝宝专栏

很多年前，我二女儿及外甥女，同时高烧与腹泻，医诊为急性菌痢，我用治菌痢之验方，为她们按摩退热与止泻，连续按摩一周，她们两个就全好了。

此方曾刊于《新安晚报》上，当时社会反响很大，收到了许多的读者来信，让我把这个方法介绍得再详细一点。

此方精华是取上下颌，表面看来与肠道无关，但是足阳明胃经通过该处，证明与胃肠关系密切。凡有菌痢者，上下颌穴特痛，证明乃是菌痢在耳穴上的"相应高升点"，"高升点"棒压可以调动人体平衡力，可以杀死肠道内细菌，上下颌既有杀死细菌的功能，对其他如肺、肝等疾病是否也有杀菌、消炎作用，不妨试用。

世界上最美好
的事——牵着
妈妈的手吃糖

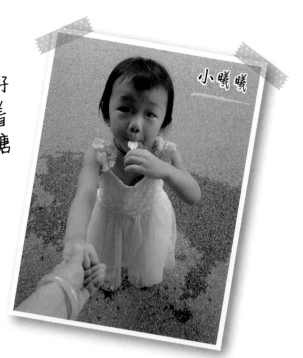

小曦曦

9. 每个妈妈都能成名医 —— 孩子得了肠炎怎么办

症状

肠炎是细菌、病毒、真菌和寄生虫等引起的。主要有腹痛、腹泻、稀水便或黏液脓血便症状。肠炎分急慢性，急性肠炎夏秋两季发病率较高，恶心、呕吐、腹泻是急性肠炎的主要症状。慢性肠炎为长期慢性或反复发作的腹痛、腹泻及消化不良等症，重者可有黏液便或水样便。

操作方法

取小儿左手，用小儿推拿术，补脾土300次，补大肠200次，揉板门200次，清肝木与心火各200次，补肺金与肾水各300次，推上三关300次，捏脊1次，揉双足三里、双三阴交各200次。

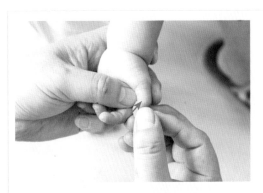

△ 补脾土：沿顺时针方向旋揉拇指罗纹面，或循拇指屈曲的桡侧指面向掌根方向直推。

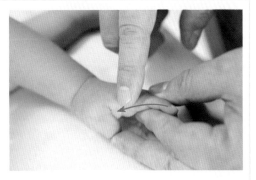

△ 补大肠：在食指的外缘（桡侧），自指尖至虎口的那条直线上，从食指指端直推到虎口即可。

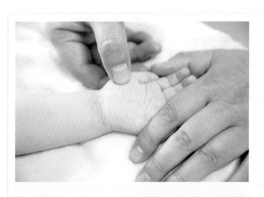

⚠ 揉板门：在手掌大鱼际的平面，是一个椭圆形的面状，揉的时候，可用中指或拇指指尖揉。

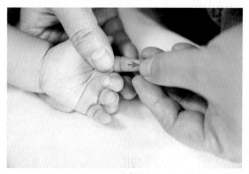

⚠ 清肝木：在食指指面向指尖方向直推。

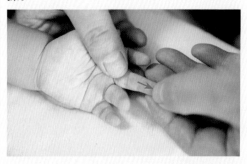

⚠ 清心火：在中指指面向指尖方向直推。

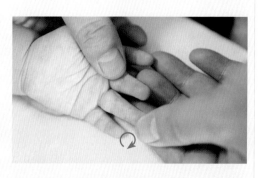

⚠ 补肺金：在无名指罗纹面沿顺时针方向旋揉。

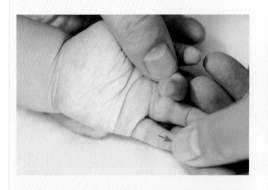

⚠ 补肾水：在小指罗纹面从指面向指尖方向直推。

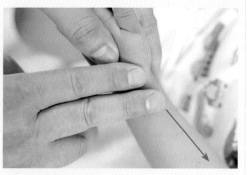

⚠ 推三关：在孩子小臂前侧，自腕横纹至肘部成一直线。用拇指或食中两指自下向上推。

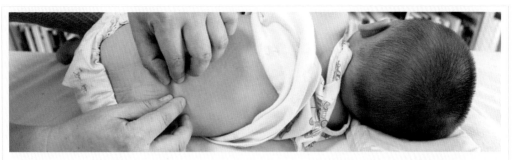

⚫ 捏脊：父母双手拇指与食指并拢，从孩子的尾椎骨沿脊柱两侧向上捏，连皮带肉用力捏起即放下，捏至颈部发际处为止，以脊柱两侧皮肤微有潮红为有效。

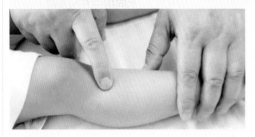

⚫ 足三里：位于小腿外膝眼下四横指（用小儿的手取），胫骨外侧约一横指处。

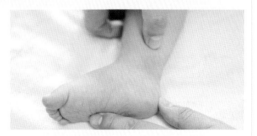

⚫ 三阴交：内踝尖上3寸（小儿的手四横指），胫骨后缘稍后处。

健康宝宝专栏

在巡回义诊中，我接触到许多儿童的肠炎病，儿童患胃病者少而肠炎特多。

有一次仓镇街上有位妇女抱着两岁的孩子请我治疳积，只见其子骨瘦如柴，即使啼哭，也是低沉而弱，初步印象是典型的疳积兼肠炎。因不易教会其母穴位推拿，只教她捏脊法。

按人体×形平衡原理，四边有病中间平。孩子得了这种病，只要捏脊，再配合指压双足三里、双三阴交就可以治好，能做全套按摩当然更好。捏脊作用很大，一定要长期坚持，有病治病，无病强身。中医认为人体背部的正中为督脉，督脉的两侧均为足太阳膀胱经的循行路线。督脉和膀胱经是人体抵御外邪的第一道防线。通过捏脊疗法，可以疏通经络，达到调整脏腑的目的。

10.父母辛苦一时，孩子受用一世
——孩子脾胃虚弱怎么办

症状

　　小儿脾胃虚弱有先天的原因，也有后天的原因。从先天上来讲，小孩的脾胃都很稚嫩，所以比较虚弱。但是，很多孩子的脾胃问题是后天喂养不当导致的。比如说，孩子三个多月的时候，食量增加，家长生怕孩子吃不饱，长时间过量喂养，结果造成孩子脾胃虚弱。这时候，很多孩子就会出现腹泻、湿疹、鹅口疮等。另外，等到孩子该添加辅食的时候，或者孩子有自主选择食物能力的时候，孩子会暴饮暴食，这时候也会出现脾胃虚弱。这一节我们主要讲后天喂养不当造成的虚弱如何缓解。

操作方法

　　一岁以上的孩子可压耳穴，取耳部穴位小肠、胃、胰胆、脾，各压七八分钟。
　　婴儿可取手上的头顶点、脾和胃肠点，每个穴位揉300次。如果能配上三阴交穴和商丘穴，效果会更好。

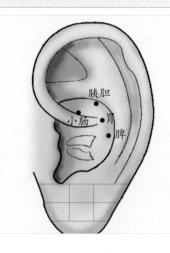

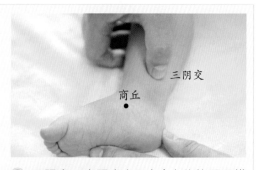

△ 三阴交：内踝尖上3寸（小儿的手四横指），胫骨后缘稍后处。
商丘：足内踝前下方凹陷处。

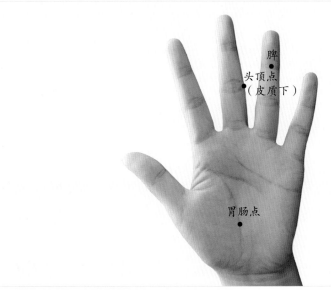

婴儿可取手上的头顶点、脾和胃肠点，每个穴拉揉300次。

健康宝宝专栏

中医上讲"脾胃为后天之本，气血生化之源"。之所以把脾胃称为后天之本，根源在于脾胃具有运化功能。机体生命活动的持续和气血津液化生，都有赖于脾胃运化的水谷精微，气血凭其化生，人体凭其营养，人在出生以后，全赖于脾胃的功能健全才能不断地化生和输布营养物质，以保证生长发育的需要，脾胃为气血生化之源，故称脾胃为后天之本。

婴幼儿脾胃虚弱，主要是会对身体的发育产生影响，这恐怕是家长最担心的。要想让孩子脾强胃壮，当父母的就要坚持给孩子进行推拿，激发孩子体内的内药库。

这时候当父母的辛苦一两个月，孩子将来就会少很多脾胃上的毛病，甚至是感冒、肺炎等的发病概率也会降低很多。原因很简单，就像我刚开始说的一样，脾胃是后天之本。脾胃不好，机体的免疫力就会比较差，带来的不仅是拉肚子、腹痛等脾胃上的毛病，还有很多其他的疾病。

11. 这三个穴位价值百万 ——孩子食后吐水怎么办

症状

　　有些小孩子会在吃奶或喂水后吐出一些水或者清水样的流质物，有时候是刚吃完就吐出来，有的要间隔几个小时。这其中很重要的原因有喂食不当、吃了寒凉的东西，也有的孩子被打骂之后，或者不适应环境等导致心情不舒畅，也会吐苦水黄水。

操作方法

　　中魁穴、胃肠点、三阴交穴，每天各揉七八分钟。

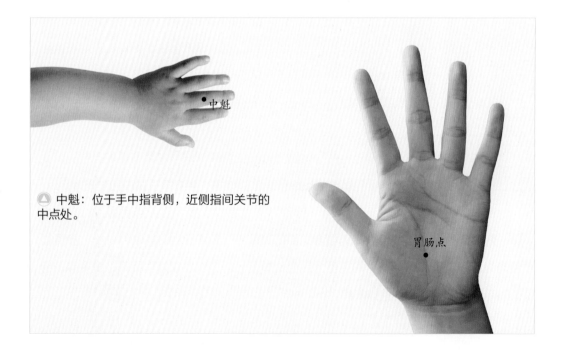

　　●中魁・中魁：位于手中指背侧，近侧指间关节的中点处。

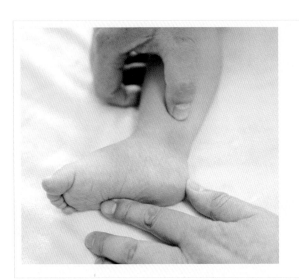

◀ 三阴交：内踝尖上3寸（小儿的手四横指），胫骨后缘稍后处。

 健康宝宝专栏

　　我家所在的小区里住着一位秦女士，三个月前刚生完孩子，前天晚上，她和她的爱人突然抱着孩子来到了我家。她告诉我，这一段给孩子喂水，总是刚灌下去就全吐出来了。有时候吐的确实是水，而有的时候吐的却是清水样的流质。连续一月都是如此，也去了几家医院看了好几个大夫，都不管用。本不想打扰我，求助于我确属无奈。

　　我告诉她别太客气，我本来就一直坚持义务行医，不给人看病我活着又有什么意义呢。以后孩子再出现什么毛病只管找我。

　　大家看其中的中魁穴，这个穴位非常实用，是治疗晕机、晕车的特效穴，只需按压这一个点就能止呕了。在恶心想呕吐的时候，双手握拳，用中指中节去顶其他物体，或者干脆让这两个关节互相顶着，不到10分钟，你就会感觉胃里不那么难受，想呕吐的感觉也消失了。

12. 现学现用也能治病 ——孩子小腹急痛怎么办

症状

引起孩子肚子疼的原因非常多，食积导致的腹痛是很常见的。孩子自制力差，遇到爱吃的就使劲吃，还有些家长，无论孩子吃不吃都一直喂，也容易导致食物的停留。这类疼痛拒按，用力碰肚子会更疼，有时还会频频放屁，大便后疼痛的症状会减轻。

操作方法

耳朵上的小肠、大肠、神门、交感四个点，每个点压七到八分钟。

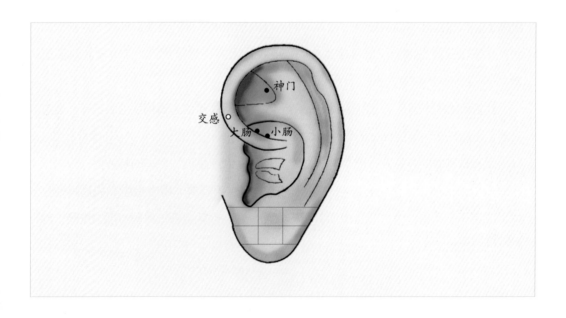

健康宝宝专栏

对小儿来说，腹痛多半是消化不良等胃肠道小毛病所引起的，大可不必往医院跑，特别是孩子晚上乱吃了东西，睡到半夜突然小腹急痛，不能及时去医院，这个时候你可以为孩子进行自救。

有一次深夜，我睡得正熟，被一阵急促的电话声惊醒。拿起电话后，一个焦急的声音说："周老师，我的孩子7岁了，肚子疼得厉害，怎么办呀？"我就问他，晚上孩子吃的什么。那人回答："吃了几个鸡翅，还吃了一块冰激凌。"

这是暴饮暴食引发的小腹疼痛，我告诉这个家长按摩方法，并让他告诉我治疗结果，如果没有缓解的话要立即就医。

40多分钟之后，电话又响了。电话那头说："周老师，谢谢您，孩子肚子已经不疼了。"

虽然我不知道打电话的是谁，家住哪里，但是我的心情却很舒畅。那个孩子应该是由于晚上暴饮暴食，加上吃了冷饮，而引起的小腹急痛。小儿腹痛的原因很多，但是绕脐痛与小肠有很大关系。请家长牢记！

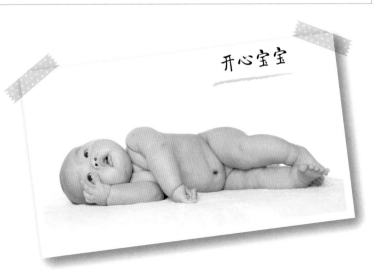

开心宝宝

妈妈，这样思考人生，我觉得有点冷

13. 为什么孩子吃得多，还容易饿

症状

　　这种情况中医叫"消谷善饥"。民间有句俗话叫"吃肉都不长膘"。"消谷"，指消化食物；"善饥"，即容易饥饿，是形容食欲过于旺盛，食后不久，即感饥饿。往往身体反见消瘦，这是胃火炽盛，胃阴损耗所致。消谷善饥的意思是吃得很多，但消化得很快，容易饿，却又不容易长肉。

操作方法

　　取耳朵上的交感、胃、脾、肝、胰胆，每个点压六七分钟。

　　也可以选手上的脾和头顶点、脚上的厉兑穴，每个穴位每次揉3分钟，每天一次。

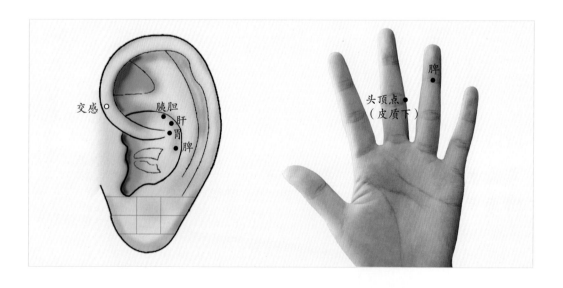

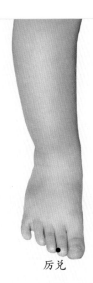

厉兑

 厉兑：第二趾末节外侧，趾甲根后方0.1寸。

健康宝宝专栏

现在更多的家长是担心孩子过胖，但也有一些孩子吃什么都胖不起来。

王女士就向我咨询过这个问题，她说，自己的孩子六岁了，吃得很多，可还是瘦得跟猴儿一样。也曾看过几个医生，医生说没什么大问题，过一段就好了。但是这么长时间了，情况并没有好转，没办法了，所以特意来咨询。

我问她孩子大便是否溏泻，她说是的，孩子经常拉稀。

《灵枢·脉气》说："气盛则身以前皆热，其有余于胃，则消谷善饥，溺色黄。"《医学入门》说："能食不能化者，为脾寒胃热。"说白了就是脾胃精力过剩，所以消化的功能就旺盛，但是又不能吸收营养，这时孩子虽然能吃，但是却不长肉。这类孩子不适合吃肥腻、甜腻的食物，要先调理好脾胃，自然就能好好吸收营养了。

14. 不让孩子的肠道乱"说话"
——孩子肠鸣怎么办

症状

一般情况下，无论是成人还是小儿，都会有肠鸣音。但正常情况下是听不到的，除非他人趴在其腹部，才会听到低弱而和缓的"咕噜"声。肠鸣是由于肠道蠕动产生的声音。如果是成人肠鸣，要考虑肠炎等问题。但是对于小孩来讲，原因则要简单得多，主要就是消化不良引起肠胃菌群失调，有害菌大量繁殖产生多余气体。肠道蠕动不足，气不能很好地排出体外，从而引起腹胀、肠鸣等不舒服症状。从中医上讲，肠鸣多与食积有关，食积导致肠道产气过多，且不能顺畅循环所致。

操作方法

按手穴上的脾、小肠、胃肠点。

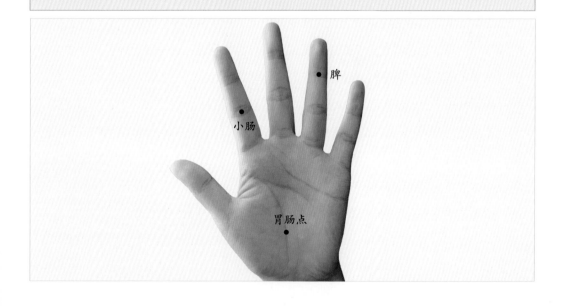

健康宝宝专栏

有时候吃一些食物，肚子里会咕噜噜地"说话"，比如土豆、红薯之类的，其实肠道里发出声音是因为这些食物容易产气，胃肠在消化它们时产生了大量的气体，从而造成肠鸣。

虽然有些食物与肠鸣有着密切的关系，但最主要的还是肠胃功能失调，导致的消化不良所致。

有个患儿，近一周经常有肠鸣音，尤其是吃过奶后，肠鸣更加明显，每当响的时候他自己还喊着肚子里不舒服。于是父母便求教于我。经过详细询问后，又得知患儿大小便正常，但臭屁较频。

我在这个小孩左手掌上的脾、小肠、胃肠点三处按揉一次，当天肠鸣即消失。

预防肠鸣要从饮食入手，如果感觉小儿消化不好时，就改给孩子喝小米粥。

朤朤

哇！
好凉快呀！

15.宝宝便秘，父母有责——孩子便秘怎么办

症状

便秘的孩子排便的次数少，常两三天一便，更有甚者一周才便一次。排便时非常困难，还可伴有腹胀、腹痛、不想吃饭等问题，因为便秘引发肛裂、便血、痔疮的也很常见。所以便秘对小孩子来说也不是小事，家长要上心，积极想办法解决。

操作方法

一岁以上的孩子，用火柴棒在耳朵上的便秘点、大肠、直肠下段、皮质下进行按压，每点七八分钟。

一岁以下的孩子，可以取孩子左手上的支沟、大肠、小肠、脾这四个穴位进行按压，也可以起到同样的效果。

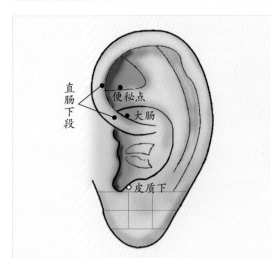

◀ 一岁以上孩子可压耳穴。

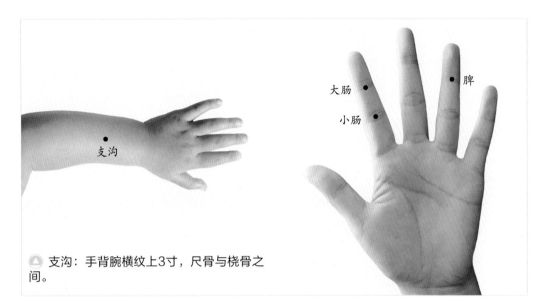

⚠ 支沟：手背腕横纹上3寸，尺骨与桡骨之间。

 健康宝宝专栏

在一次义诊的过程中，遇见一位中年女性抱着孩子前来咨询。她见我第一眼就说："周老师，这整个秋天我们家孩子都不安生，把全家人给折腾坏了。"我问原因，她答道，刚入秋的时候，孩子出现了便秘，三天左右才大便一次，而且非常干。由于平时小儿的身体很壮实，长得虎头虎脑的，自己跟爱人当时也不是太在意。接下来，孩子就开始上火，口臭。再后来，孩子就出现肺炎了。

对付小儿便秘，方法很简单，我给这位家长介绍了上面提到的方法。

家长应该注意的是，现在小儿便秘，多跟吃得太好有关。很多小孩不爱吃蔬菜，喜欢高脂肪、高胆固醇的食品，一些缺乏健康知识的家长又不知道引导，这样造成肠胃蠕动缓慢，消化不良，食物残渣在肠道中停滞时间过久，从而引起便秘。因此，家长要注意给孩子改变饮食结构，不要给孩子吃过多高蛋白的食物，如鸡蛋、牛肉、虾、蟹等，尽可能多吃青菜和水果。母乳喂养的婴儿出现便秘时，可另加润肠食物，如加糖的菜汁、橘子汁、蜜糖水、甜炼奶等。

16. 孩子腹胀气怎么办

症状

小儿出现腹胀气主要是因为消化不良，肠蠕动功能减弱或消失，胃肠道内存在过量的气体，却排不出体外造成的。腹胀气的时候，肚子就像是一个气球，进气多出气少，时间长了就越来越鼓了。

操作方法

足三里和三阴交，每个穴位按揉30～50下。

一岁以上的孩子也可以压耳穴，取胃、小肠、三焦、大肠、交感、上腹、下腹，每天用火柴棒各按压三到四分钟。

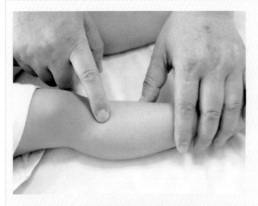

△ 足三里：位于小腿外膝眼下四横指（用小儿的手取），胫骨外侧约一横指处。

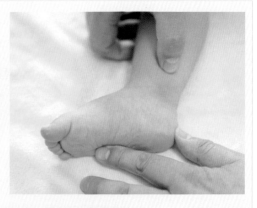

△ 三阴交：内踝尖上3寸（小儿的手四横指），胫骨后缘稍后处。

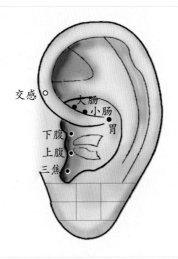

健康宝宝专栏

有个小孩，四岁半，肚子圆鼓鼓的，就好像刚饱餐了一顿一样。他的母亲告诉我，也不知道是什么原因，孩子最近吃得特别少，饭量比平时都少了一半。我一看便知，这是腹胀气。我用小儿推拿术给这个孩子调理了三天，他的腹胀气就没了。

幼儿出现腹胀的话，家长还要看自己选用的奶粉是否合适，选易消化的奶，而不要选用新鲜的全脂奶。鲜奶口味香浓，含有较多的大分子酪蛋白，婴儿饮用后与胃酸作用容易形成大凝块，不易消化，因此喂的时候也不要太多。

另外，孩子抱着奶瓶吃奶的时候，有些家长觉得孩子非常可爱就忍不住地去逗他，跟他说话。这是非常不合适的，第一是因为容易呛着，第二是容易吸入大量空气引起腹胀气。中国有句古话"食不言，寝不语"，同样适用于小儿。

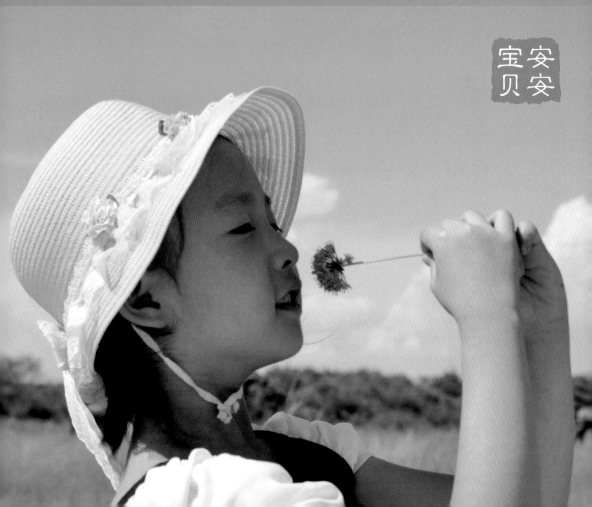

第三章

孩子咳嗽老不好，清理肺热是关键

——小儿呼吸系统保健按摩法

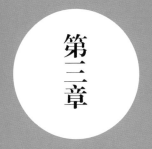

宝贝安安

1.孩子得了中毒性肺炎怎么办

症状

　　肺炎的主要表现为发热、咳嗽、气促、呼吸困难，重的话会引起心脏的衰竭，脑部的缺氧中毒。可以说这个病既是婴儿的常见病，也是我国住院小儿死亡的第一位原因。肺炎发热主要表现为弛张热和稽留热。弛张热热度高，一般会超过39℃，但同时波动也比较大，高低温会差1℃以上。稽留热也多为高热，常在39℃以上，但昼夜间温度变动范围在1℃以内，可持续数天或数周。

操作方法

　　清肺金300次，清脾土、肝木、心火各300次，补肾水400次，揉外劳宫200次，推三关300次，清天河水300次，退六腑300次，推脊300次（从上向下推）。

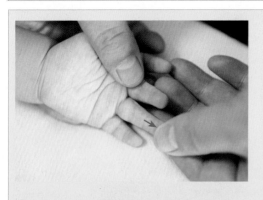

△ 清肺金：在无名指指面向指尖方向直推。

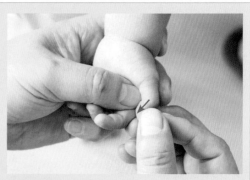

△ 清脾土：循拇指屈曲的桡侧指面向指尖方向直推。

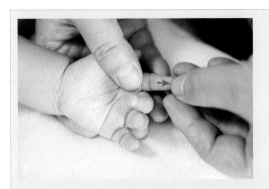

🔺 清肝木：在食指指面向指尖方向直推。

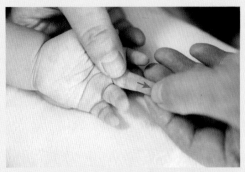

🔺 清心火：在中指指面向指尖方向直推。

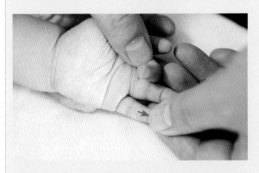

🔺 补肾水：在小指罗纹面从指面向指尖方向直推。

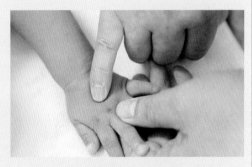

🔺 外劳宫：在手背中央，第二、三掌骨之间，掌指关节后0.5寸，与内劳宫相对。

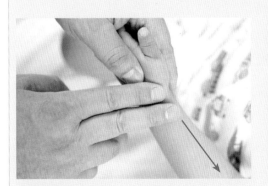

🔺 推三关：在孩子小臂前侧，自腕横纹至肘部成一直线。用拇指或食中两指自下向上推。

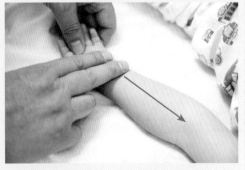

🔺 清天河水：天河水在小臂内侧，自腕横纹中点至肘横纹中点成一直线的地方。用拇指侧推或用食中指指腹向上直推，就叫清天河水。

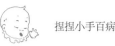

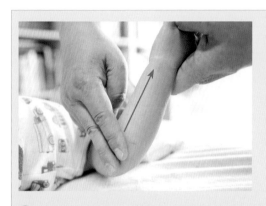

🔺 退六腑：六腑在小臂的后侧（尺侧），自腕横纹至肘部成一直线的地方，用拇指或食中两指指腹自肘部推向腕部。

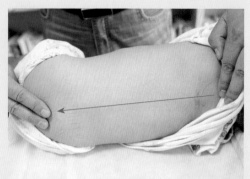

🔺 推脊柱：沿着孩子的脊柱，从大椎穴开始，用食中指指腹由上而下直推到尾骨。

健康宝宝专栏

我大女儿小时候就得过中毒性肺炎，情况非常严重，医生给我们发出了病危通知单。

那时她高烧41℃，就是降不下来，面临死亡危险。这是我第一次偷偷地插手为心爱的女儿治病。我抱着死马当活马医的态度，等医生护士不在跟前时，就给她按摩。

结果出现了奇迹，女儿高烧由41℃降到38℃，3天之内，体温就恢复了正常，一周之内，办了出院手续。实质上我只给大女儿治疗了3次，而且完全是保密的，不仅医院无人知晓，就连我妻子我也没敢和她说。医生护士都感到莫名其妙，一个入院病危，发高热的小病人，为何好得如此之快，出院如此之快。

此法适宜于5岁以下小儿，5岁以上效果要差一点，10岁以上则宜用成人治法。

2.孩子得了百日咳怎么办

症状

　　百日咳属于急性呼吸道传染病，是由百日咳博尔代菌引起的，临床表现为阵发性痉挛性咳嗽、鸡鸣样吸气吼声，病程长达两三个月，差不多得100天，因此被称为百日咳。

操作方法

　　补脾土300次，清肝木、心火各200次，清肺金300次，补肾水300次，揉外劳宫200次，推上三关300次，分推肩胛骨100次，揉肺俞穴50次。

　　本法对于5岁以下小儿效果最好。两岁以上小儿次数加倍，1岁以下次数减半，10岁以上则宜用成人治法。

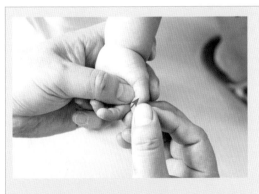

△ 补脾土：沿顺时针方向旋揉拇指罗纹面，或循拇指屈曲的桡侧指面向掌根方向直推。

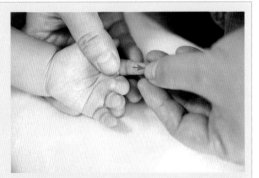

△ 清肝木：在食指指面向指尖方向直推。

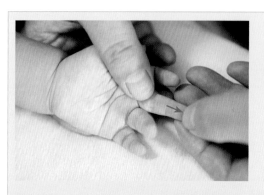

⚠ 清心火：在中指指面向指尖方向直推。

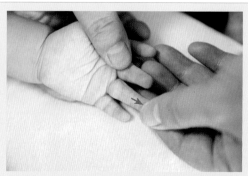

⚠ 清肺金：在无名指指面向指尖方向直推。

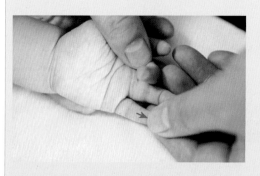

⚠ 补肾水：在小指罗纹面从指面向指尖方向直推。

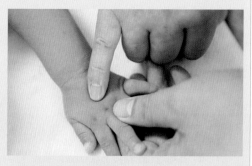

⚠ 外劳宫：在手背中央，第二、三掌骨之间，掌指关节后0.5寸，与内劳宫相对。

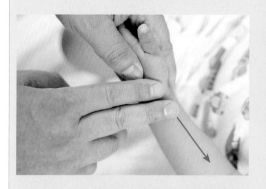

⚠ 推三关：在孩子小臂前侧，自腕横纹至肘部成一直线。用拇指或食中两指自下向上推。

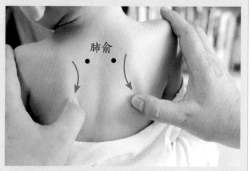

肺俞

⚠ 分推肩胛骨：用双手拇指沿孩子的双肩胛骨骨缝从上向下作弯月形分推。
肺俞：背部，第三胸椎棘突下，旁1.5寸。

健康宝宝专栏

有一次，我同李支书来到一队。工作完成之后，书记就回去了，但我却走不掉。只见眼前12个妇女把我团团围住，抱着12个宝宝，请我治百日咳。于是我便在村庄前大柳树下，摆了一张椅子和一只小凳子，妇女们就抱着宝宝坐在小板凳上，让我治疗。

这是很艰苦而细致的劳动，我在3个小时之内，没有休息，完成了这12个宝宝的治疗任务。据了解，有11个都取得了很好的效果。

百日咳前期症状就是咳嗽、喷嚏、低热等上呼吸道症状，这段时期家长要注意发现，属于疾病比较容易治疗的阶段。经过3～4天，打喷嚏的症状就消失了，主要留下一个咳嗽，且日渐加剧，逐渐发展至阵发性痉挛期，这段时间传染性强，治疗起来也比较困难。因此建议家长对小儿百日咳的症状要尽早发现，可以用我上述的推拿方法进行治疗。

本法亦适用于一般咳嗽与小儿慢性支气管炎。

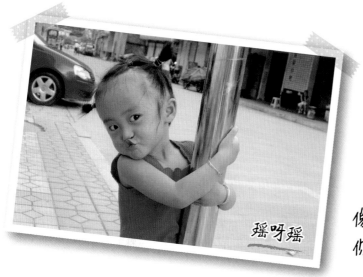

瑶呀瑶

像我这么可爱，
你能吗？

3. 孩子得了哮喘怎么办

症状

　　小儿哮喘是儿童常见的慢性呼吸道疾病。其发作反复，难以根治，严重影响患儿的身心健康。如果孩子出现反复发作性的喘息、气促、胸闷、咳嗽等症状，在夜间和清晨病情加剧，发作前出现如流涕、喷嚏、鼻塞、鼻痒、咽部不适、眼痒、流泪等先兆症状就很有可能是哮喘。儿童哮喘与过敏性体质有关。

操作方法

　　取小儿左手，补脾土200次，清肝木、心火各100次，清肺金300次，补肾水200次，揉外劳宫100次，推上三关200次，分推肩胛骨50次（此是主穴）。两岁以上孩子次数加倍，10岁以上则宜用成人治法。

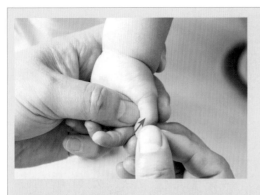

▲ 补脾土：沿顺时针方向旋揉拇指罗纹面，或循拇指屈曲的桡侧指面向掌根方向直推。

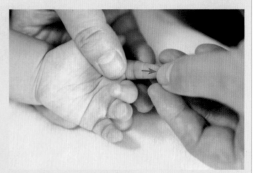

▲ 清肝木：在食指指面向指尖方向直推。

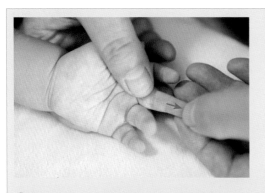

🔺 清心火：在中指指面向指尖方向直推。

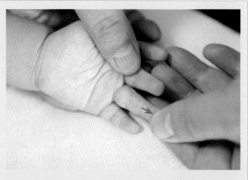

🔺 清肺金：在无名指指面向指尖方向直推。

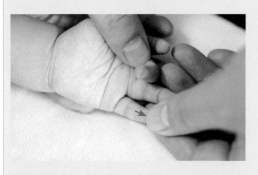

🔺 补肾水：在小指罗纹面从指面向指尖方向直推。

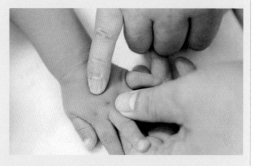

🔺 外劳宫：在手背中央，第二、三掌骨之间，掌指关节后0.5寸，与内劳宫相对。

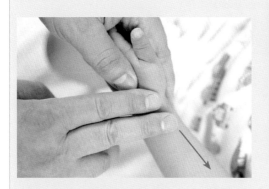

🔺 推三关：在孩子小臂前侧，自腕横纹至肘部成一直线。用拇指或食中两指自下向上推。

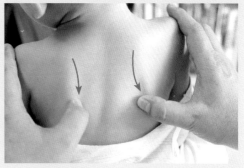

🔺 分推肩胛骨：用双手拇指沿孩子的双肩胛骨骨缝从上向下作弯月形分推。

健康宝宝专栏

哮喘非常顽固，但却不是没有办法治疗的，我就曾用推拿的方法治疗过很多小儿。

我从治小儿哮喘中得到经验，无论治何种慢性病，都是年龄越小，病程越短，治疗的作用就越大，切勿拖延，这应是至理名言。

治小儿哮喘，分推肩胛骨是关键，按手穴是配合，我所用的是一岁以下儿童的剂量，两岁以上儿童，分推肩胛骨可增到100次，清肺金、补脾土、补肾水可增到300次以上，清心火、肝木可增到200次，效果是很好的。

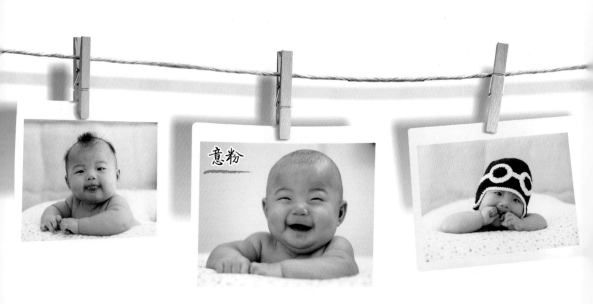

谁见了我都说："好可爱的小胖子！"

4.孩子得了慢性气管炎怎么办

症状

　　慢性气管炎是由急性气管炎发展而来，是以咳嗽、咳痰为主要症状的疾病，清晨最明显，痰呈白色黏液泡沫状，黏稠不易咳出，在感染或受寒后则症状迅速加剧，痰量增多，黏度增大或呈黄色脓性。有时咳痰中可带血，随着病情发展，终年均有咳嗽、咳痰，而以秋冬为剧。非常顽固，比较难治愈，能够延续两年或者更长。慢性支气管炎患者以中老年人居多，暮秋冬季是该病的多发季节，但是这些年来我见到的患慢性气管炎的孩子越来越多，真是让人揪心。

操作方法

　　压小儿两手肺线（肺四穴），即手上的肺、咳喘点、气管、哮喘点。每天1～2次，每次压或揉穴3～5分钟。一般运用于5岁以上的小儿，以下也可用，时间减半。

　　6岁以上小儿用单纯手穴治疗效果会差一些，可加用×形简易疗法，在臂内侧，肩以下，两乳头连线之上觅取高升点一个，腿亦在与臂的相应部位取高升点，共计四个高升点指压，时间与遍数不限，痛感越强效果越好。

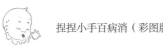

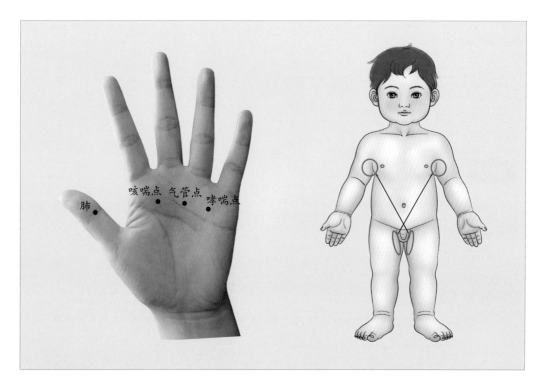

健康宝宝专栏

　　慢性气管炎除应尽早治疗外，加上饮食疗法可以起到辅助的作用。因为中医认为慢性气管炎主要跟肺有关，所以咱们可以多吃点宣肺化痰的食物。像萝卜就可以顺气化痰，多吃一些萝卜，或者将白萝卜洗净熬点萝卜汁喝，可以治疗咳嗽咳痰，再配上姜汁效果更好。

　　还有就是雪梨，这个大家一定不陌生，很多小孩咳嗽的时候，都被喂过雪梨汁，是因为雪梨具有生津润燥、清热化痰之功效。《本草纲目》记载，梨者，利也，其性下行流利。它药用能润肺、凉心、消痰、解毒。因此，对急慢性气管炎和上呼吸道感染的患者出现的咽喉干、痒、痛，音哑，痰稠，便秘，尿黄均有良效。

5. 从没失败过的退热良方——孩子高烧怎么办

症状

　　小儿正常体温常以肛温36.5～37.5℃，腋温36～37℃为准，如果超过了39℃就属于高烧了，必须立马治疗，不然对大脑有损伤，严重还会危及生命。

操作方法

　　取双侧耳穴肺、皮质下、神门、肾上腺、内分泌、枕，配体穴双合谷、双曲池、双外关、双承山、双冲阳。每穴压三分钟。加配手穴效果更好，取肺、头顶点、心、肾、肝、脾、大肠、小肠、前头点、偏头点、后头点。每穴压或揉三分钟。只用一次就可退烧。

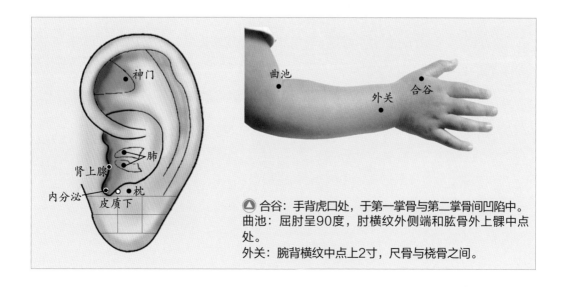

▲合谷：手背虎口处，于第一掌骨与第二掌骨间凹陷中。
曲池：屈肘呈90度，肘横纹外侧端和肱骨外上髁中点处。
外关：腕背横纹中点上2寸，尺骨与桡骨之间。

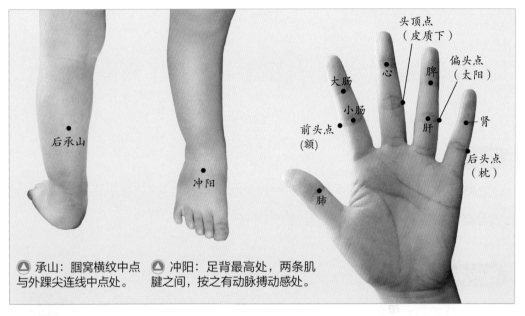

头顶点
（皮质下）

偏头点
（太阳）

心　脾

大肠

小肠

肾

前头点
（额）

肝

后头点
（枕）

后承山

冲阳

肺

⬭ 承山：腘窝横纹中点
与外踝尖连线中点处。　⬭ 冲阳：足背最高处，两条肌
腱之间，按之有动脉搏动感处。

 ## 健康宝宝专栏

　　小孩发烧的时候，不要急着给孩子退烧，因为发热对身体是有一定益处的，发烧加快体内化学反应速度来提高免疫反应水平。不过如果孩子高烧的话就必须注意了，要采取措施降温才行。

　　发烧本身不是一种疾病，而是一种症状，许多疾病都可以引起发热。如果单是降热有很多物理方法，但这种降热治标不治本。现在有一些医生遇见发热就开消炎药、抗生素之类的药，这是对孩子不负责任的表现，滥用消炎药物可能对小儿肝肾功能造成损害，增加病原菌对药物的耐药性，不利于身体康复。我在治疗小孩发烧时用的就是中医瑰宝——推拿，且一用就是几十年，从来没有失败过。

　　在饮食上要多喝开水，吃些易消化的食物，像稀饭、汤水、面条之类的，不要孩子一生病就鸡鸭鱼肉地伺候着，这样不是爱孩子，而是害孩子。我的这套退热办法屡试不爽，这是值得欣慰的，也是值得推广的经验。

6.退烧法大全——总有一种适合你的孩子

症状

发烧可能由很多原因引起，也可以表现为很多种症状。下面就把孩子常见的几种情况分别加以说明，大家可以根据孩子的具体表现决定用哪种。

操作方法一（常用退热四穴）

①推三关。每次推100～300遍。②清天河水。反复操作100～300遍，或推至该处皮肤发凉为度。③退六腑。反复操作100～300遍。④推脊柱。100～300遍。

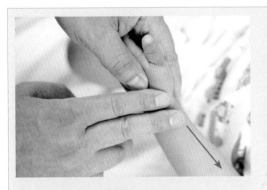

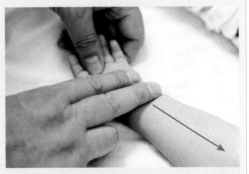

△ 三关位于前臂桡侧，阳池至曲池成一直线。用拇指桡侧面或食中指指面自腕推向肘，称推三关，或称推上三关；屈患儿拇指，自拇指桡侧推向肘，称大推三关。

△ 天河水位于前臂内侧中线，总筋至洪池（曲泽）。用食中二指罗纹面着力，自腕推向肘。

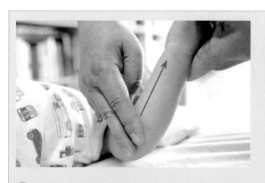

🔺 六腑位于前臂尺侧缘，肘腕之间。用拇指或食中指罗纹面着力，自肘部下推到腕部。

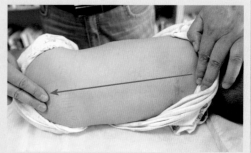

🔺 用食中二指罗纹面着力，在后背正中线上由颈部大椎向下直推到尾椎长强处，自上而下反复直推。

操作方法二（中度发汗退热法）

①掐心经或掐揉小天心5～20次。②揉外劳宫100～300次。③揉二扇门或掐揉二扇门。揉100～500次，以拇指或食中指指甲各掐5次。④推上三关100～300次，再做黄蜂入洞30～50次，此法能发汗，主治发热无汗，鼻塞。

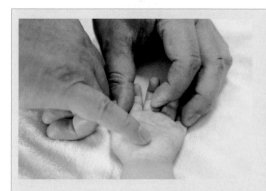

🔺 掐心经或掐揉小天心5～20次。

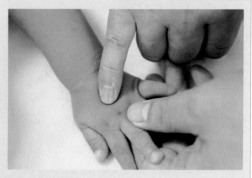

🔺 揉外劳宫100～300次。

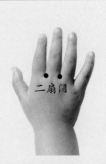

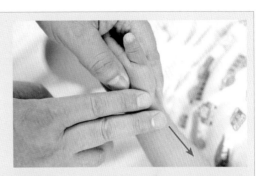

🔺 揉二扇门或掐揉二扇门。

二扇门不是一个穴位，而是手背中指的掌指关节两侧凹陷中，共两穴。以食中二指端分别按于患儿中指根两侧。

🔺 推三关：在孩子小臂前侧，自腕横纹至肘部成一直线。用拇指或食中两指自下向上推。

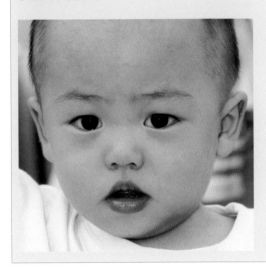

🔵 黄蜂入洞为施者左手扶患儿头部固定，右手食指和中指轻揉两鼻孔下方。

操作方法三（此法性大热，主治发热无汗）

①揉内劳宫50～100遍。②揉总筋。用拇指或中指端揉100～300次或掐3～5次。③分推手阴阳（大横纹）10～20次。④掐内八卦的坎离两穴3～5次结束。

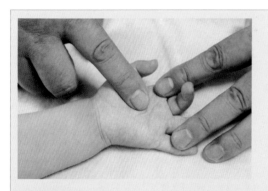

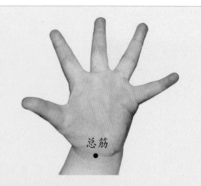

▲ 内劳宫：位于掌中心，握拳时中指端所在之处即是此穴。

▲ 总筋位于腕部掌侧横纹中点。

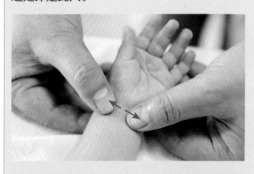

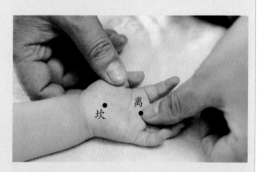

▲ 分推手阴阳（大横纹）：大横纹即腕部掌根横纹。用双拇指自横纹中点（总筋）向两边分推，称分推手阴阳。

▲ 指根为南，掌根为北。坎与离相对，坎在北，离在南。

操作方法四（两种特殊的清热方法）

①打马过河。②水底捞月。

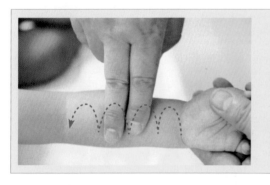

◀ 打马过河：形似推天河水，改之为叩打法，并用冷水为介质，施者先运内劳宫10～20次，再用食中两指蘸冷水从总筋起，一起一落地叩打至洪池（曲泽）5～10遍，或凉水滴入掌心用两指取水，边打边吹凉气至洪池（曲泽）5～10遍。

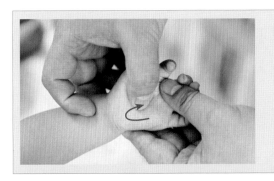

◀ 水底捞月：用冷水滴入患儿掌中，施者左手托住小儿左手，并固定手指，右手拇指桡侧从小指边缘经小鱼际、鱼际交钩形推至掌心内劳宫，边推边吹凉气，30~50次。

操作方法五（六个月以内乳儿发热可用推五经纹）

推五经纹约500次。

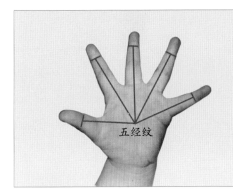

五经纹

◀ 五经纹即五指掌面远端指间关节横纹。用拇指端桡侧着力，对五经纹作横向来回推之。

健康宝宝专栏

　　孩子发热了，可以选择的按摩方法很多，一个是根据情况选择，还有就是个人有个人习惯的操作手法，一旦用一种取得了不错的效果，以后就很喜欢用这种退烧按摩法了。但不管用哪种，都要注意孩子的反应，如果孩子太小，不能承受，就要考虑另辟蹊径。

　　发汗清热手法除了上面这些，还有拿肩井，掐外间使，掐十王，揉涌泉、大椎、曲池、外关、合谷、承山、冲阳等，还有耳尖放血，耳穴疗法（取皮质下和肺两穴）等。

7. 孩子得了慢性鼻炎怎么办

症状

慢性鼻炎包括肥大性、萎缩性、过敏性等鼻炎，是一种常见的顽固性疾病，很难治愈。严重的鼻炎患者因大脑长期缺氧，便产生头晕、头痛，甚至呕吐等症状，令患者苦不堪言。

操作方法

（1）取双侧耳穴内鼻、额（此两穴是治疗鼻炎主穴，一般穴压两分钟，此两穴可压四到五分钟，即在全耳耳穴压完之后，将两穴再压一遍）、神门、肾上腺、内分泌、枕。每穴压两分钟。压完一耳，再压另一只耳朵。每天压一次，一个月为一个疗程（亦可每天压两次，但是时间上应错开，即早晚各一次）。

（2）鉴于此病顽固，易于反复，可配×形疗法。取双合谷、双太冲，手穴双鼻、双前头点与脚穴相应的双鼻、双前头点。注意：双鼻、双前头点与脚穴相应双鼻、双前头点，需要用火柴棒压，压住，无需摇动，有较强痛胀感即可。可压四到五分钟，双合谷与双太冲可用指压，每穴顺时针与逆时针方向各揉300次，要有较强的酸、痛、胀感。由于此病易反复，因此在治愈之后，最少要再按一个疗程。

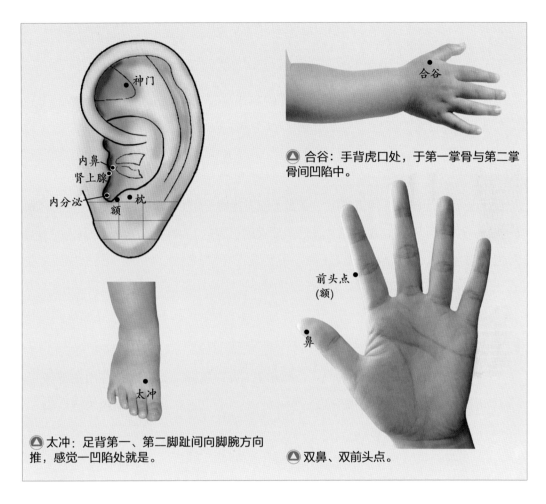

⚠ 合谷：手背虎口处，于第一掌骨与第二掌骨间凹陷中。

⚠ 太冲：足背第一、第二脚趾间向脚腕方向推，感觉一凹陷处就是。

⚠ 双鼻、双前头点。

健康宝宝专栏

　　七十年代，我在定远县的田间地头，利用农民休息时间，义务地用耳针为他们治疗鼻炎，中医治疗鼻炎，通常采用消炎、通窍、温中扶正祛邪诸法，疗效良好。调入安庆市后，我则用火柴棒压耳穴，继续尽义务为人们治鼻炎，相对地说比扎耳针要慢些，我将疗程由二十天改为一个月，有两个以上的疗程即可治愈鼻炎。此法对成人及儿童均适用。

　　要注意的是在治疗期间，要特别注意预防感冒，因为感冒会影响到治疗效果与进度。

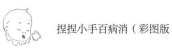

8.孩子失音怎么办

症状

失音是指神志清醒而声音嘶哑，甚至不能发出声音的症状。有可能是感受了风寒或风热火毒等邪气所致，也可能是其他喉部疾病引起的。但对于小孩子来说，尤其是三到七岁的孩子，特别喜欢大喊大叫。很多孩子经常因为过度用嗓，结果导致了失音，光瞧见嘴动却说不出话来。

操作方法

按压手脚上的咽喉、肺、心三个穴位，每穴三分钟。咽喉穴在中指与无名指后的一寸处，肺穴在拇指横纹的中心上，心穴在中指远端横纹中点。脚穴可以参照手选取。

也可配合耳穴治疗。在儿童的耳朵上取神门、咽喉、肾上腺、心、脾、额，用火柴棒进行按压，每点三分钟。也可用王不留子贴耳穴，每天有空就让孩子捏一捏这些点即可。

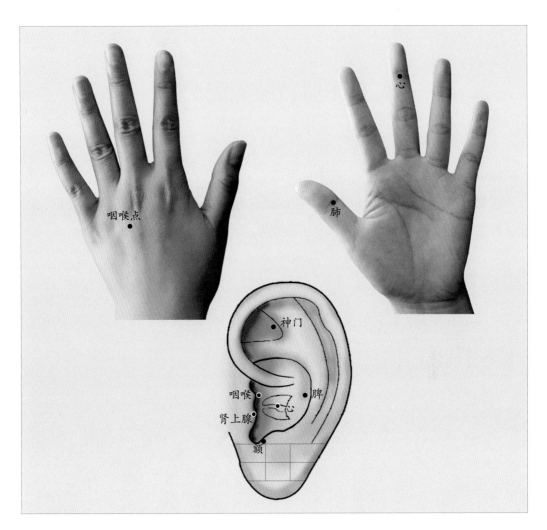

健康宝宝专栏

对于经常喜爱大喊大叫的孩子，做父母的可以给孩子泡点胖大海、石斛、金银花等代茶饮。也可以经常熬梨水给孩子饮用，都可以起到很好的预防作用。当然，上面的×形平衡法，不仅有治病之效，预防失音效果亦佳。平时还要注意保护嗓子，控制说话的时间和讲话的方式，经常多喝温水保持嗓子湿润，少吃辛辣油炸的食物。

9. 孩子感冒咳嗽怎么办

症状

　　有声无痰为咳，有痰无声为嗽，有痰有声为咳嗽。感冒伴随咳嗽是太普遍的现象，好发于冬天和春天，常因气候变化而发病。

操作方法

　　手穴止咳点，脚穴可参照手穴取，按压这个点三分钟，可以起到很好的镇咳作用。

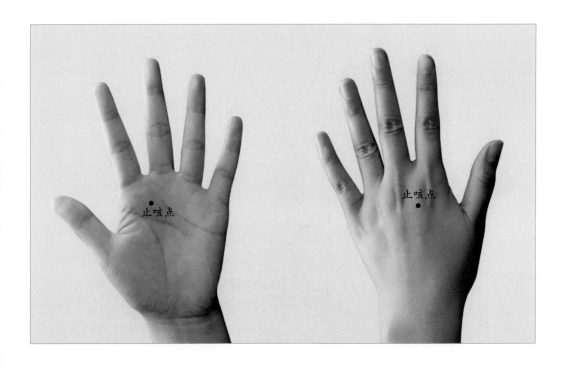

健康宝宝专栏

一次义诊中，一中年妇女牵一小儿来找我求治。她说，孩子最近一直咳嗽，尤其是到了晚上，咳得更厉害了，一夜都能咳醒三四次。而且，每次只要一咳醒，就能咳上十几分钟。有时候真的感觉孩子咳得气都接不上来。

我一边跟她说话，一边帮孩子按摩。我花了十几分钟时间，把小儿手脚上的这四个止咳点按揉了一遍，小儿的咳嗽就止住了。我告知那位妇女，回去坚持给孩子推拿，必有良效。

除了我上面说的那个推拿方法，家长还可以在家为孩子做一些治疗咳嗽的食疗汤，中医认为感冒咳嗽多由风寒之邪侵袭，内郁肺气，肺卫失宣而引起。所以选用食物可以选一些宣肺散寒的食物，像萝卜、香菜、姜、枣等。如果实在没有时间，这些都可以省掉，但是千万要记着我说的那个止咳点。

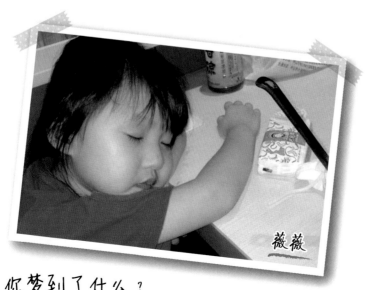

宝贝，你梦到了什么？

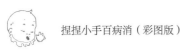

10.孩子得了支气管肺炎怎么办

症状

　　支气管肺炎也叫小叶肺炎，是小儿肺炎里最常见的一种。秋冬季节是呼吸道疾病高发期，多在感冒的基础上发病。起病急骤或迟缓，多数发病前先有轻度上呼吸道感染。轻者先有流涕、轻咳、低热、纳差的症状，1～3日后突然高热，体温38～39℃，咳嗽加剧、气促而发病；也有突然发热、咳嗽、气急、烦躁而发病者。弱小婴儿大多起病迟缓，发热不高，咳嗽和肺部体征均不明显，常见拒食、呛奶、呕吐或呼吸困难。由于有时它与感冒的症状相似，容易混淆。因此，家长有必要掌握这两种小儿常见病的鉴别知识，以便及时发现小儿肺炎，及早医治。

操作方法

　　（1）耳穴法：取支气管、神门、内分泌、大肠、脾、肺、皮质下、肾上腺，用火柴棒按压，每个点压两三分钟即可。

　　（2）取小儿左手的肺、大肠、小肠、前头点、头顶点、后头点进行按揉，每穴六到七分钟为宜。以上两法任选其一，按揉后烧可渐退，呼吸渐平。坚持两三天，支气管肺炎自去。

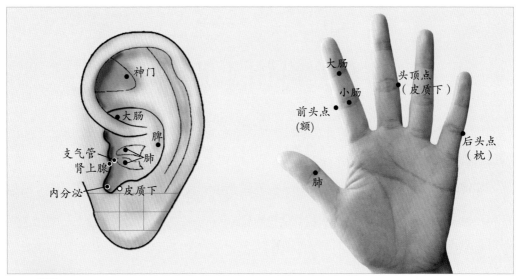

 健康宝宝专栏

　　小儿支气管肺炎与感冒，家人可以从以下症状进行区分。首先是体温。小儿肺炎大多发热，而且多在38℃以上，而小儿感冒引起的发热，多在38℃以下。另外，小儿肺炎大多有咳嗽或喘，且程度较重，常引起呼吸困难。感冒和支气管炎引起的咳嗽或喘一般较轻，不会引起呼吸困难。再者，小儿感冒时，一般精神状态较好，能玩。小儿患肺炎时，精神状态不佳，常烦躁、哭闹不安，或昏睡、抽风等。

　　作为家长，还要学会一项技能，那就是听诊。平常可以多听听孩子的胸部。由于小儿的胸壁薄，有时不用听诊器用耳朵听也能听到水泡音，所以家长可以在孩子安静或睡着时在孩子的脊柱两侧胸壁仔细倾听。肺炎患儿在吸气末期会听到"咕噜咕噜"的声音，称之为细小水泡音，这是肺部发炎的重要体征。小儿感冒一般不会有此种声音。

　　最后提醒各位家长，小儿对疾病的抵抗力低下，对环境的适应能力也比较差，患肺炎之后较严重，因此必须认真做好预防。室内通风要好，尤其北方，冬天开窗比较少，要注意。还有有营养不良、维生素D缺乏性佝偻病、先天性心脏病等问题的孩子也容易得这个病。

11. 孩子感冒汗不出怎么办

症状

　　汗液能润泽皮肤，调节身体平衡。按理说小孩子皮肤比较薄，阳气又旺盛，所以比成人容易出汗。但也有一些孩子不容易出汗，尤其是感冒时，汗出不来，病就不容易好，这时就需要使用一些方法，帮助发汗。

操作方法

　　（1）取鱼际、二间、合谷、列缺、至阴、大都，进行按揉，两手两脚上每穴各三分钟。

　　（2）取耳穴气管、肺、皮质下、肾上腺这四个点，用火柴棒按压，每穴五到六分钟。

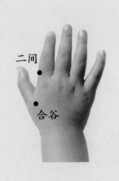

　　◀ 二间：微握拳，在食指掌指关节前，桡侧凹陷处。
合谷：手背虎口处，于第一掌骨与第二掌骨间凹陷中。

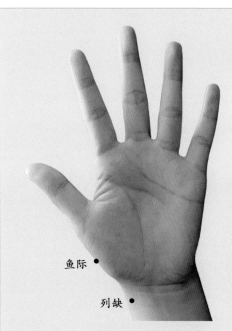

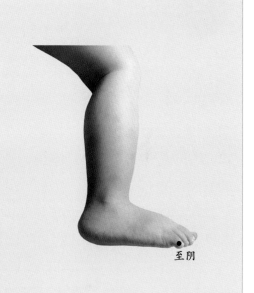

🔺鱼际：第一掌骨外侧中点，赤白肉际处。
列缺：两手虎口相交，一手食指压另一手突起
的骨头上，食指尖凹陷处就是。

🔺至阴：小脚趾末节外侧，距指甲角0.1寸。

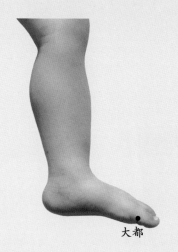

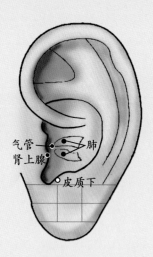

🔺大都：足内侧缘，大脚趾与脚掌关节前方
赤白肉际凹陷处。

健康宝宝专栏

　　中医学认为"发汗法"不仅可以通经活络、提高精神和恢复体力，而且可以调节神经的功能，扩张周围小血管，改善微循环系统，促进人体五脏六腑的功能，使内邪随蒸发的汗液排出。

　　感冒的时候，出出汗会加速寒邪的排出，有利于疾病的康复。但是，有些儿童感冒的时候就不出汗。

　　我就碰见这样一个孩子的家长，说自己的孩子感冒的时候一点汗也不出，而且容易发烧。我叮嘱那位家长，孩子再感冒的时候就送到我这里来。

　　后来有一次，家长果然在孩子感冒的时候把孩子送来了，我望诊中发现，这个孩子还真不出汗。于是，我就用火柴棒在他的耳朵上按压，半小时左右，孩子就出汗了，第二天，感冒就好了。我坚持给这个孩子按了一周，后来家长回复，孩子感冒发烧次数明显减少。

　　出汗的最终目的还是为了达到身体的阴阳平衡，与我的人体×形平衡法的观念是一致的，所以治病才能显现奇效。

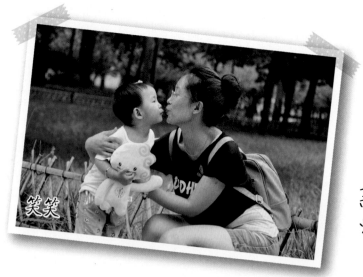

笑笑

亲亲是人生的
必修课

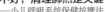
12. 孩子不明低热怎么办

症状

　　正常人的体温，口腔温度一般为35.8～37.4℃。在正常状态下，体温不应高于37.5℃。如果经常高于37.3℃，这就是低热了。引起低烧的原因很多，除了免疫力低下、慢性炎症等会引起低烧外，长期心理紧张、情绪不稳定等也会造成体温的中枢神经系统紊乱，诱发低烧，此外，大病初愈体质虚弱的人常常会发生低热。

操作方法

　　坚持用火柴棒给孩子按压耳朵上的内分泌、肝、脾、神门、耳尖、屏尖、肾上腺，每个点3分钟，效果虽慢，但亦能起到退热作用。这些穴位放血效果更迅速。

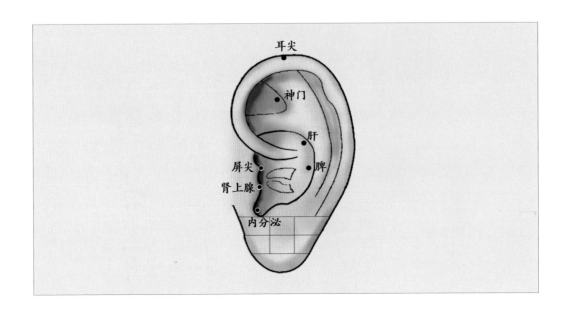

健康宝宝专栏

　　最近，有一位家长带着孩子从江西来到安徽找我。那位家长跟我讲了自己孩子的"怪病"。他说，孩子今年10岁，近两年来体温一直在37.6℃左右，长期处于一种低烧状态。看了很多家医院，血常规、大小便、B超等检查做了很多，但是没有一个医生得出结论，低烧也一直没有治好。

　　我当时拿了针灸针给他放血治疗。约20分钟以后，再给孩子测体温，已经降到37.1℃，基本恢复正常了。

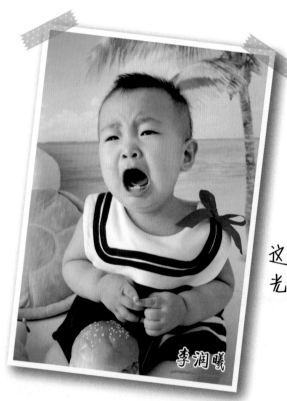

这个汉堡为什么
光能看不能吃？

李润曦

13. 孩子得了扁桃体炎怎么办

症状

小儿出现扁桃体炎的时候，喉核一侧或两侧红肿疼痛，表面见有黄白色脓点。会表现为发热、打寒战、咽喉疼痛、吞咽疼痛，吞咽时疼痛甚至可放射到耳部。病程7天左右。

操作方法

在孩子耳朵上的内分泌、口、神门、肾上腺这几个点放血，然后用火柴棒按压，每个点3分钟。也可以取手上的少商、合谷和脚上的隐白、太冲这四个穴，各揉3分钟。

急性扁桃体炎也可以拿着三棱针在耳朵上的扁桃体、咽喉、耳尖三个点上放一放血，炎症很快就会消退。

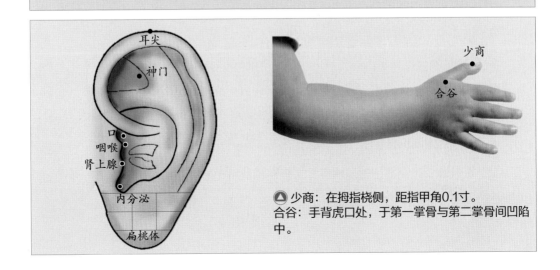

少商：在拇指桡侧，距指甲角0.1寸。
合谷：手背虎口处，于第一掌骨与第二掌骨间凹陷中。

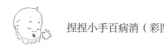

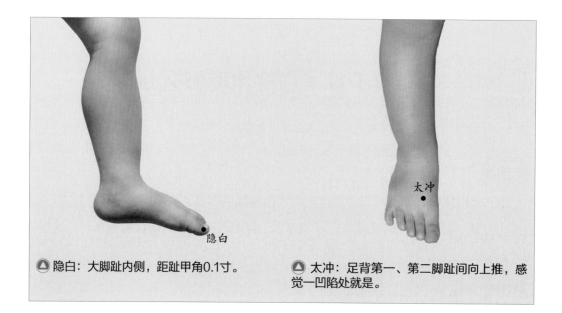

🔺 隐白：大脚趾内侧，距趾甲角0.1寸。

🔺 太冲：足背第一、第二脚趾间向上推，感觉一凹陷处就是。

健康宝宝专栏

有一次我侄女的女儿扁桃体发炎了，她自作聪明地跑到药店买了些抗生素，我知道后非常生气，训斥了她一番。

其实，当孩子扁桃体发炎的时候，可以选择按摩的方法，同样可以治病。放着这么好的方法不用，真是让我扼腕悲叹。

2001年春天的时候，远房亲戚的孩子从乡下到我家里小住。也可能是从乡下到城里有些不适应吧，居然得了扁桃体炎，咽喉疼痛，疼得吃不下东西。没办法，就给孩子熬了点粥喝。吃过饭半小时后，我在他的手脚上的穴位各按了三分钟，第二天早上，孩子咽喉的疼痛已经轻了大半，第三天已经完全消失了。

无论是耳穴还是体穴，看似神奇，其实都是有理可据的。只要掌握了这个规律，就能把病治好。

14. 孩子得了单纯性鼻炎怎么办

症状

鼻炎的最大问题就是鼻塞，时轻时重。还经常会流鼻涕，鼻涕常为黏液性或脓性的。还会有嗅觉下降、头痛、头昏、食欲缺乏、易疲倦、记忆力减退及失眠等症状。

操作方法

人体×形平衡法，取手上的前头点和合谷穴，以及脚上的前头相应点和太冲穴。前头点用火柴棒压即可，太冲、合谷穴用指压，每穴七到八分钟就可以了。

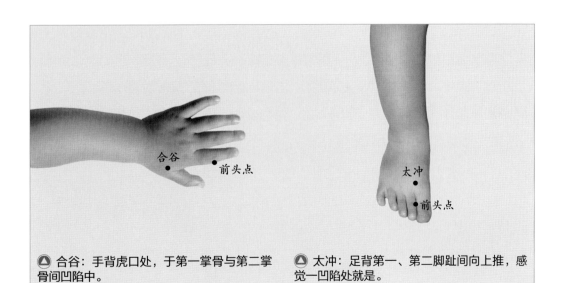

△ 合谷：手背虎口处，于第一掌骨与第二掌骨间凹陷中。

△ 太冲：足背第一、第二脚趾间向上推，感觉一凹陷处就是。

健康宝宝专栏

　　我在接治鼻炎患儿的时候，发现了一个有趣的现象。很多家长不是因为孩子患有鼻炎来看病的，而是因为孩子患了鼻炎以后，学习成绩下降了才看病的。

　　有一次，一位母亲带着孩子来找我看鼻炎。那个孩子10岁了，他跟我说自己经常感觉头疼、鼻子不通气。其实，由于孩子比较小，描述得不准确。他说的"头疼"，其实是脑袋发紧、发闷、不清醒。得了鼻炎了，大脑缺氧，记忆力就会变差，学习怎么能好呢。

　　事实上，儿童鼻炎的危害可不止是头昏、记忆力减退等。对于年龄在14岁以下的少年儿童，因正处在高速的成长发育期，如果长期患有鼻炎，可以影响小儿面部和胸部的发育。另外由于鼻腔不畅通而影响呼吸，机体长期处于慢性缺氧状态，会使全身各系统发育都受到不同程度的影响，尤其是对神经系统大脑发育影响最为严重，可引起智力下降、记忆力下降、思维不集中、反应迟钝等。长期张口呼吸又会引起面部发育障碍，使得上颌骨变长、牙齿向外突、嘴唇变厚等所谓的"鼻病面容"。大量的鼻涕如向后抽吸，咽下后刺激胃黏膜，这时候孩子的食欲就会下降，出现呕吐等消化道症状。

　　按摩法治单纯性的鼻炎，一周鼻窍即可通畅，坚持按压，鼻炎可不再复发。平时加强体育锻炼，增强抵抗力，进行晨跑、游泳等运动提高人体对寒冷的耐受力。在秋冬季和感冒流行期间，外出记得戴口罩。避免过度疲劳、睡眠不足、受凉等。做好这些预防工作就可以将鼻炎拒之门外了。

15. 孩子鼻塞怎么办

症状

　　鼻子不通气，睡觉睡不着，有鼻涕吸不进去，也擤不出来，这着实让人难受，这就是鼻塞的后果。鼻塞是一种症状，很多病都可以引起鼻塞，如鼻中隔偏曲、鼻炎等。

操作方法

　　取耳朵上的内鼻、肺、额这三个点，用火柴棒按压3分钟。

　　手上的小拇指上有个前谷穴，脚趾上有个厉兑穴，每天早晚各按压七八分钟，也可以起到通鼻窍的作用。

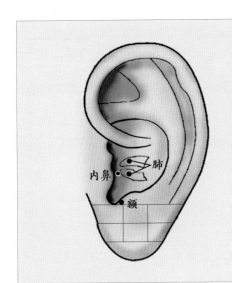

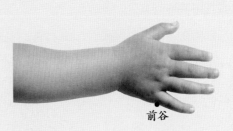

🔵 前谷：位于小指外侧，我们的小指头外侧与手掌之间有块突出的小骨头，这块骨头朝向手指的前方即是前谷穴。

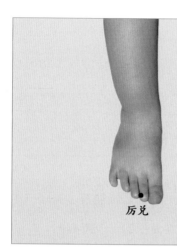

厉兑

◀ 厉兑：位于第二脚趾末节外侧，距趾甲角0.1寸处。

健康宝宝专栏

　　儿童如果经常出现鼻塞，当父母的一定要警惕。因为经常鼻塞会诱发记忆力减退、智力下降、周期性头痛头昏、视力下降、学习成绩下滑等。

　　另外，新生儿更容易出现鼻子堵、流鼻涕的情况。这是由于新生儿鼻腔发育尚未成熟，鼻腔比较短小，鼻黏膜内血管丰富，接触忽冷忽热的空气或病原体侵犯后很容易就引起炎症，鼻黏膜充血肿胀，鼻涕常排不出来，鼻涕干后形成鼻痂，堵住鼻孔，造成孩子呼吸困难。

　　此时孩子常常会哭闹、烦躁不安，严重时张口呼吸，并影响吃奶。家长擤鼻涕把孩子的鼻子弄得又红又肿，实在是让人看了心疼，这个时候为何不用我推荐的方法呢。

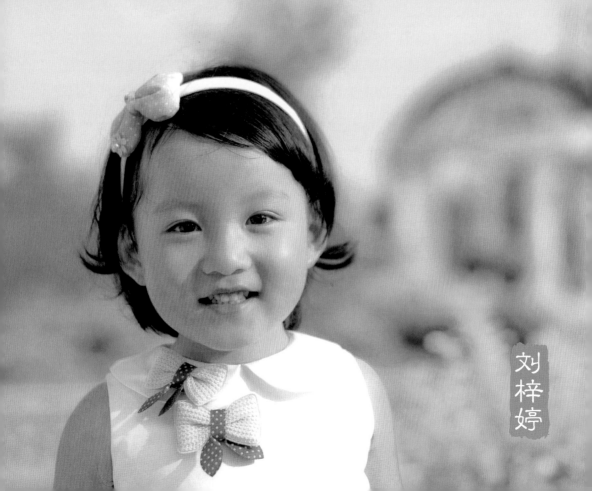

第四章

父母有多用心，孩子就有多聪明

——小儿脑部疾患保健按摩法

刘梓婷

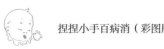

1. 无心插柳柳成荫，巧治小儿脑炎后遗症

症状

　　无论病毒性脑膜炎还是化脓性脑膜炎，如果治疗不利，都会有比较严重的后遗症。比如智力、心理、听力、运动等方面都可能会有异常。而中医按摩疗法和康复训练对运动能力的恢复有相对较好的效果。

操作方法

　　取双侧耳穴腰椎、髋关节、皮质下、肾、枕，每穴压两分钟，其中腰椎、皮质下压4分钟（可用敷贴压耳穴法）。取双脚女福穴、双手女福穴相应点，每穴指压8分钟。

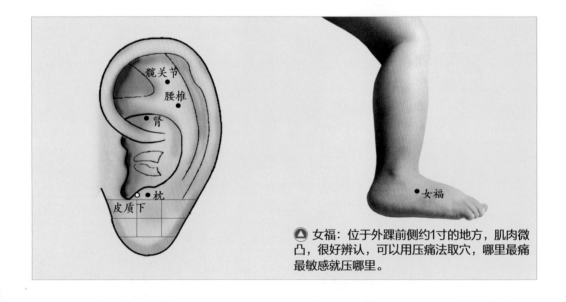

▲ 女福：位于外踝前侧约1寸的地方，肌肉微凸，很好辨认，可以用压痛法取穴，哪里最痛最敏感就压哪里。

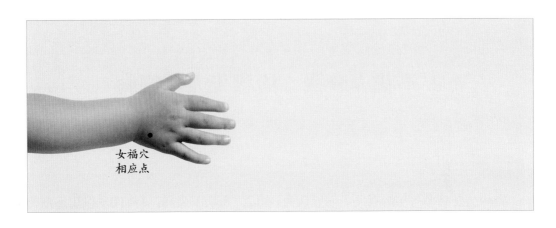

女福穴
相应点

健康宝宝专栏

一个患者的亲戚家有个5岁的男孩脑炎高热之后，右腿每走一步，都要画一个"大圈圈"，十分难看。某市医院拒绝为其治疗，医生说："这脑膜炎后遗症是治不好的。"

看到这活泼可爱的孩子的现状，我很心痛，如儿时不治，岂非一辈子成残贻误终生。因患者不便住在安庆市长期治疗，我决定取"贴藏法"。临行时，在他的双耳上按所取穴位，用胶布埋藏菜子，嘱其每天捏一到两次（注意不要将菜子捏破），并在女福穴及手部相应点上也贴胶布，嘱其每天按压一到两次，每次七八分钟。如有效果，可以在10天后再来我处继续治疗。

10天之后，她与孩子果然来了，孩子走路已完全恢复正常，双腿一点毛病也没有了。我依旧给他做保健按摩，并再次为他贴上菜子，嘱她再捏10天，并告诉她："如果发现孩子的腿还有病，可以再来，如果一切正常，就可以不要来了。"他们没有再来过。

这是按摩加贴藏轻易治好顽症的一则病例，取穴贵在少而精，以腰椎、皮质下为重点，肾、腰椎、髋形成一个"治瘫三角带"，有重大临床参考价值。

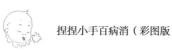

2. 不花一分钱，治愈先天性癫痫

症状

　　癫痫的发病率与年龄有关。一般认为1岁以内患病率最高，1~10岁以后逐渐降低。据调查，癫痫的发病60%源于小儿时期。长期、频繁、严重的发作会损伤脑部。癫痫发作以突然仆倒、肢体抽搐、意识丧失、口吐涎沫、双目上视、喉中发出奇怪的声音，片刻恢复清醒，一切如常为主要表现。

操作方法

　　双侧耳穴心、肾、肝、神门、目1、目2、皮质下、脑干、枕诸穴处按摩一次，每穴按揉30~50次。

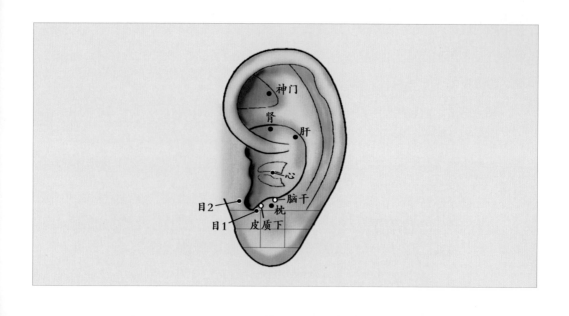

健康宝宝专栏

　　邻居王奶奶家来了桐城亲戚母子二人，其子15岁，患先天性癫痫，甚为严重，每天发作一到两次。发作时头眼向一侧偏，还伴有阵发性的震颤。有一次他正在小区健身区玩，突然就犯病了，把周围的孩子吓了一跳。

　　那天犯病之后王奶奶便领着他来找我看病。这个孩子病根深，病情严重。我实在没有把握，更是无把握在短期内将其治好。但是又想，他们家里穷，可能一辈子也不会去大医院看这种病，我现在不管他，就是放他回去自生自灭，心中实在不忍，就苦思解决之法。

　　最后我决定给他按摩耳穴。按摩一次之后每穴再用胶布埋菜子一颗。并嘱咐他每天捏菜子刺激穴位两次。

　　两年之后，桐城患者突然托人捎来两瓶麻油，作为礼品。原来只贴耳穴一次后，孩子的顽疾竟奇迹般地好了，两年来没有发作。

　　效果如此之好，实在出乎我的意料，又不花一分钱。这个方法之所以效果好，乃是×形平衡法的威力。这算是我治癫痫以来最快、最容易、最理想的一个。而且压耳穴的方法，一岁以上的孩子就能用。

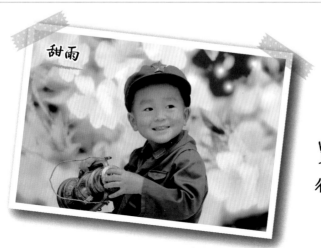

甜雨

军装跟我
很搭调哦

3. 产钳夹伤大脑，按摩修补非怪谈

症状

　　使用产钳是助产的方式之一，但有可能对新生儿造成一些机械性伤害，出生的婴儿痴呆、低能的比例相对较高。这主要是因为婴儿的头骨尚未完全愈合，出生之时动用产钳夹住头部，轻者会产生头颅的血肿，血肿多可自行吸收，但也可能造成严重后果，对大脑造成一定程度的损伤。

操作方法

　　双侧耳穴枕、肾、脑干、皮质下、腰椎、髋关节、心、肝、脾、肺，用火柴棒压，配双脚双女福穴指压，时间不限。

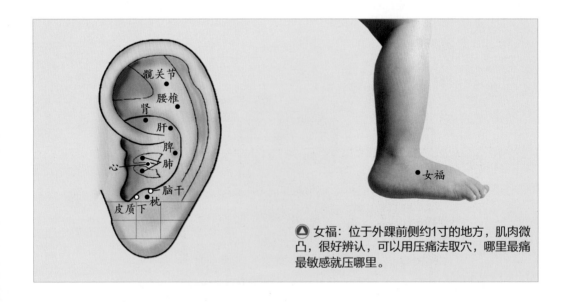

△ 女福：位于外踝前侧约1寸的地方，肌肉微凸，很好辨认，可以用压痛法取穴，哪里最痛最敏感就压哪里。

健康宝宝专栏

早些年我就碰见过一个产钳夹伤大脑引起行动失调的患者。她已经12岁了，主要表现是挪不开步，每步只能走两到三寸远，艰苦之状，令人不忍目睹。

我当初的把握不大，抱着试一试的态度给她按压了几个穴位。

此女回家后，按摩十分认真，一个月之后，病情大大改善，步子可以挪开一尺余，此时，我让她再加按摩手穴，取穴参照耳穴，后未再来。

本来我以为此女需要3个月以上的时间方能奏效，但结果只用1个多月，就有了显著效果，实在让我喜出望外。如果在5岁之前就能开始治疗，效果一定更好。

大凡因脑部受损及大脑发育不全而形成的行动障碍，应以皮质下、脑干、枕三穴为重点治疗，我将其取名治瘫"三角带"，后来有许多瘫痪者因"三角带"而得救，使我十分快乐、十分幸福，这是金钱买不到的。

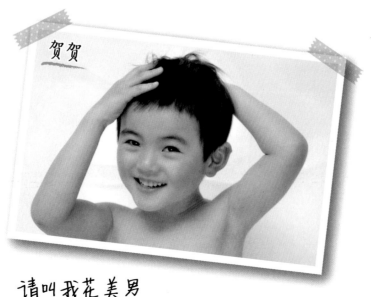

贺贺

请叫我花美男

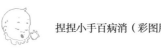

4. 自闭症孩子也是父母的珍宝

症状

　　自闭症也叫孤独症，起病于婴幼儿期，主要表现为不同程度的言语发育障碍、人际交往障碍、兴趣狭窄和行为方式刻板。约有75%的患者伴有明显的精神发育迟滞，部分患儿在一般性智力落后的背景下某方面具有较好的能力。

操作方法

　　取双侧耳穴心、肾、肝、神门、胃、皮质下、枕，以心、 肾、肝、皮质下为重点。取双侧手穴心、肾、 肝、前头点、头顶点、偏头点、后头点。

　　体穴则取双合谷配双太冲。

　　反应强烈者可改为捏脊，配体穴双神门配双昆仑、双内关配双三阴交。

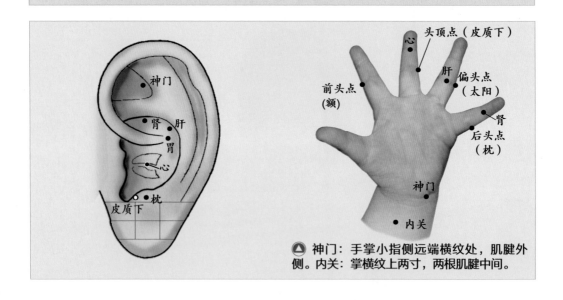

神门：手掌小指侧远端横纹处，肌腱外侧。内关：掌横纹上两寸，两根肌腱中间。

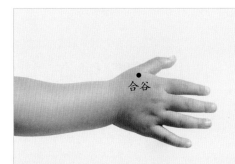

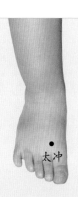

⚠ 合谷：手背虎口处，于第一掌骨与第二掌骨间凹陷中。

⚠ 太冲：足背第一、第二脚趾间向上推，感觉一凹陷处就是。

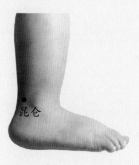

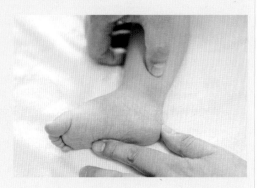

⚠ 昆仑：外踝尖与跟腱之间的凹陷处。

⚠ 三阴交：内踝尖上3寸（小儿的手四横指），胫骨后缘稍后处。

 健康宝宝专栏

　　北京市唐先生来信求治，其10岁的孙女为先天性自闭症患者。我为她开了按摩方，一年之后，此女病情已显著好转。

　　此后，我又写信给他，告诉他按摩时间可以放长些，次数亦可增加，如一天中压两到三次。他接受了，果然效果更好。

　　此女上小学已能安心听课了。此外唐先生来信说，另有一女孩按我的×形平衡法治疗，自闭症好转更快，与以前相比，判若两人。

5. 脑震荡后遗症莫恐慌，小儿按摩保健康

症状

脑震荡是指头部遭受外力打击后，即刻发生短暂的脑功能障碍。多表现为短暂性昏迷、近事遗忘以及头痛、恶心、呕吐、头晕、厌食、耳鸣、失眠、畏光、注意力不集中和反应迟钝等症状。

操作方法

取双侧耳穴皮质下、脑点、脑干、枕、心、肝、脾、肺、肾。配双侧手穴头顶点、后头点、心、肝、脾、肺、肾，另配捏脊。

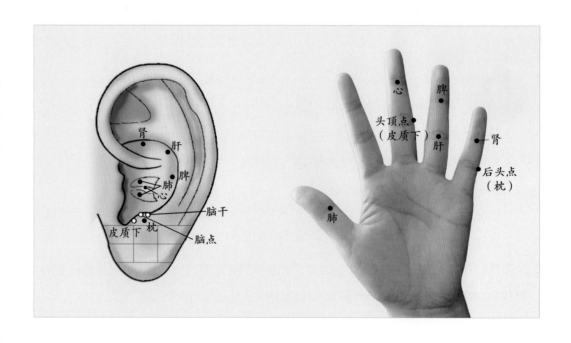

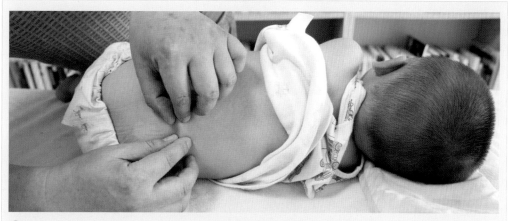

🔺 捏脊：父母双手拇指与食指并拢，从孩子的尾椎骨沿脊柱两侧向上捏，连皮带肉用力捏起即放下，捏至颈部发际处为止，以脊柱两侧皮肤微有潮红为有效。

健康宝宝专栏

　　小孩子比较淘气，一不小心就可能磕到头部，引起大脑损伤，家长们对这点要特别注意，我就在信中接诊过一个患有脑震荡的病患，并且取得了显著的疗效。

　　2004年2月24日，一位合肥李女士来信说："我的小宝宝于生下15个月时（2003年12月中旬）因后脑着地而跌伤，当时两眼肿胀达半月，神志虽清醒，但表情木讷，灵活不如从前，有时有耸肩动作。"

　　我给她回信告知了治疗方法，果不其然，两个月后我收到李女士的回信，大致说用了这个方法，孩子像通了灵窍，情况有了很大的改观。

　　如果外伤损及大脑，可使脉络淤阻，气血运行不畅，髓海不足，进而出现意识模糊，行动不便，反应迟钝，表情木讷等症状，像脑震荡就属于这个范畴。

　　另外中医有"颐神养脑"的说法，就是脑藏神，精神愉快的话对大脑好。所以家人要特别注意不要让患儿心情大起大落，不然七情易动，则会引起脏腑气血功能失调而致病。吃一些芝麻、萸肉等补元气益精血的药也是健脑的不错选择。

6. 聪明宝宝从按摩强化右脑开始

症状

　　儿童时期是大脑发育非常快的时期，如果能在这时促进宝宝的大脑发育，就会起到事半功倍的效果，让我们的宝宝更聪明，更健康。促进大脑发育这并非道听途说，中医按摩确实可以达到很好的效果，只要家长多用心，我们的孩子就可以健康茁壮地成长。

操作方法

　　捏脊。

　　取耳穴的皮质下、脑点、脑干、额、太阳、枕，取手穴的脑点、前头点、头顶点、偏头点、后头点。每天压一次，时间不限。重点压右耳与左手。

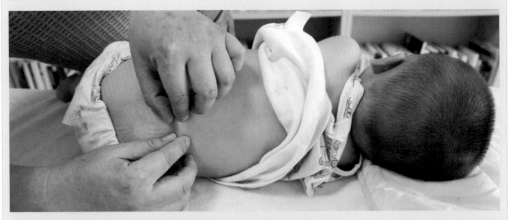

🔺 捏脊：父母双手拇指与食指并拢，从孩子的尾椎骨沿脊柱两侧向上捏，连皮带肉用力捏起即放下，捏至颈部发际处为止，以脊柱两侧皮肤微有潮红为有效。

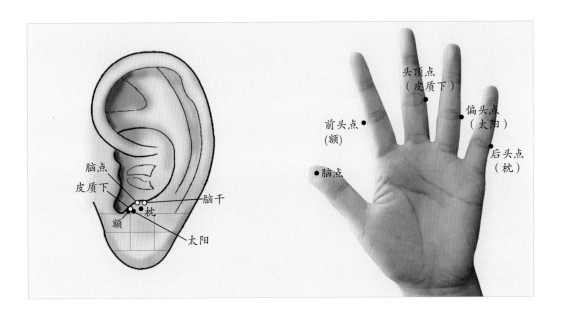

 健康宝宝专栏

　　脊柱线乃是人体之健康线，因大脑靠脊柱线指挥全身，包括内脏，而脊柱又是人体督脉循行线，可治百病。捏脊是以捏代针，好处是说不完的。

　　对于健脑，我还有一点建议，就是专压宝宝的脑穴以强脑，取双耳双手脑穴，取耳穴的皮质下、脑点、脑干、额、太阳、枕，取手穴的脑点、前头点、头顶点、偏头点、后头点。每天压一次，时间不限。重点压右耳与左手。

　　记住，一定要重点压右耳与左手，这乃是一项奥秘。压右耳与左手乃是强化右大脑的。人的右脑，是人体的遗传脑，人体遗传的优秀因素集中在右脑，遗憾的则是人体的左脑强于右脑，右脑的优秀因子无法发挥出来，这就使人的智慧受到限制，而重点强化右大脑，一定会使您的孩子变得更加聪明，身体也会更加健康。

7. 小儿麻痹症患儿也有春天

症状

　　小儿麻痹症是由脊髓灰质炎病毒引起的急性传染病。患者多为一至六岁的儿童，主要症状是发热，全身不适，严重时肢体疼痛，最后发生瘫痪是很多见的。

操作方法

　　取双合谷配双太冲，这个大×形，每个穴位按揉三到四分钟。再用火柴棒按压两手两脚上的前头点、头顶点、心、肝、肾、后头点，每个点按压三到四分钟即可。尽可能地为孩子瘫痪的肢体进行按摩，并鼓励孩子自己多活动。

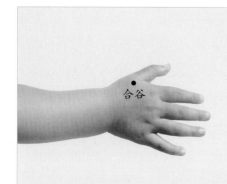

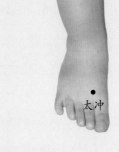

△ 合谷：手背虎口处，于第一掌骨与第二掌骨间凹陷中。

△ 太冲：足背第一、第二脚趾间向上推，感觉一凹陷处就是。

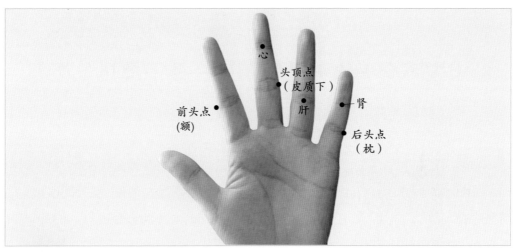

健康宝宝专栏

　　本病虽然无特效药可以治疗，但是发病之初，如果对发病的肢体进行按摩、推拿、针灸的话，在两星期后，会有明显的改善。

　　我治好的第一例是在仓镇公社，当时有个妇女带着她的孩子找我，说是经人介绍的。她说自己就这么一个孩子，孩子他爸也不在了，她只求孩子能健健康康地活着，不然她死了谁来照顾他。我被她这份母爱所感动，那时刚对×形平衡法有所领悟，便放手一搏。

　　治疗一年之后，她给我拎来了一篓鸡蛋。当时这份礼物实属不轻。她告诉我孩子现在好很多了，已经能下地干活挣工分了，非常感谢我。

　　现在，小儿麻痹症在我国已经基本上灭绝了，这主要得益于政府对疫苗的推广与普及。但是，在贫困的山区仍然有孩子没注射这种疫苗，或是由于有些家长没有定期给孩子注射疫苗，因此难免有些孩子成为"漏网之鱼"。

　　小儿麻痹症可以用×形平衡法来治疗，由于小儿麻痹症现在的发病率非常低，因此不多着墨了。如果有婴幼儿患此疾病，希望知道此法的人尽早告知，并坚持给孩子治疗，定有奇效。

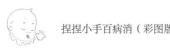

8.宝宝不会无缘无故哭闹——孩子烦热怎么办

症状

心烦时常导致发热，发热也会导致心烦，两者密切联系。正像《伤寒明理论》中所表达的：热者，为烦而热；烦者，为热而烦。烦热的人会坐立不安、心神不宁或口舌生疮。这主要是因为里热过盛，气阴受伤所致。

小儿烦热的时候，主要表现为烦躁、哭闹、不好哄、发热等，心属火，火恶（厌恶的意思）热，夏天更甚。

操作方法

手上的合谷、商阳、内劳宫，以及脚上的太冲、涌泉，每个穴位揉两三分钟，每天早晚各一次。

年龄稍大一点的孩子，家人也可以取耳穴神门、心、肾、皮质下这四个点，用火柴棒进行按压，每个点两三分钟，也可以起到同样的效果。

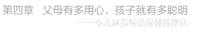
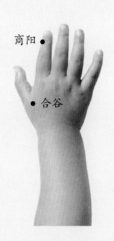

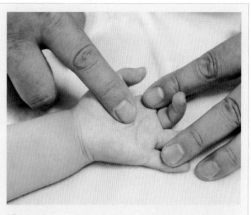

⚫ 内劳宫：位于掌中心，握拳时中指端所在之处即是此穴。

⚫ 合谷：手背虎口处，于第一掌骨与第二掌骨间凹陷中。
商阳：手食指末节桡侧，距指甲角0.1寸。

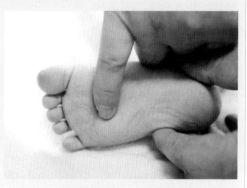

⚫ 涌泉：脚掌前1/3处，人字沟上。

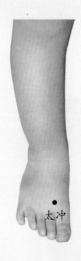

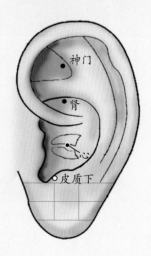

⚫ 太冲：足背第一、第二脚趾间向上推，感觉一凹陷处就是。

健康宝宝专栏

　　去年夏天在小区乘凉，碰见了带孩子的刘女士。因为是老熟人了，她跟我说："孩子真难带呀！抱在怀里，他的小身板撑来撑去，放在床上，又哭闹个不停。这孩子不知道怎么了，今年夏天一直都是这样，因为这事儿我还经常和保姆拌嘴。"

　　我看孩子面色潮红，摸了摸孩子的手脚心，热乎乎的，还有点黏，很明显是汗液。五心烦热啊，小孩子自己又说不出来，怎么能好带呢。

　　其实，不光是大人会烦躁，小孩子也会。只不过大人能说出来，小孩子只能用"肢体语言"了。

　　我当时给那个小家伙进行了手穴和脚穴的推拿，小家伙当时就安静下来了。

　　合谷、太冲、涌泉等都是滋补肾阴的穴位。阴虚生内热，所以我选了这些看似平常，又效果显著的穴位。这些穴都是按摩中经常会用到的，所以家长可以背下来，对以后常见病的治疗都有好处。

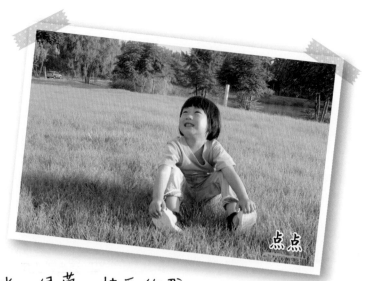

点点

阳光、绿草、快乐的我

9. 按摩百会胜吃镇惊丸——孩子受惊怎么办

症状

　　小儿惊痫，是指因受惊而得的痫病，也称为惊风，以抽搐和神昏为主要表现。对小孩子来说这是比较严重的问题，可能会带来严重的损害。小儿的气血相对较弱，很容易受到伤害，如感染、食物中毒、突然受到惊吓等，都容易伤及五脏之神，导致心神不定，这就是小儿惊痫，并且，它容易反复发作，多年难愈。

操作方法

　　每天给孩子揉百会穴15分钟，早晚各一次。坚持6个月，小儿惊痫次数将逐渐减少，直至消失。

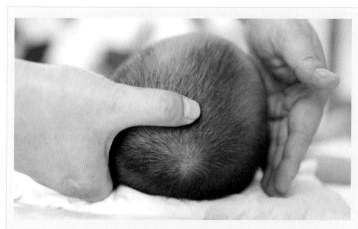

◀ 百会：头顶，两耳尖连线中点。

健康宝宝专栏

　　我曾医治数名惊痫患儿，效果俱佳。特举典型两例。

　　其一：男，3岁，父母告诉我，小儿惊痫已一年有余，基本每周发作一次。发作时会突然昏倒、神志丧失、肢体强直、抽搐。

　　其二：女，4岁零5个月。小儿惊痫时神志不清，神情呆滞，虽然没有抽搐，但是叫其名字却无应答。

　　在这里，我之所以选百会穴，是因为百会穴是"五脏六腑奇经三阳百脉之所会"，它对调理人的精神疾病效果非常好。《黄帝内经》中说："气在头者，止之于脑。"小儿心气不定，选百会穴，进行调治，理所应当。百会穴找起来也很容易，在头顶正中线与两耳尖连线的交点处就是了。

　　每天坚持给孩子按揉百会，可使阳浊下降，阴清上行，从而达到阴阳平衡的目的。有些年轻家长喜爱扮个鬼脸逗孩子玩，殊不知这样有可能会吓到孩子，千万要注意。

这次的发型我很
喜欢，终于有一
款配得上我了

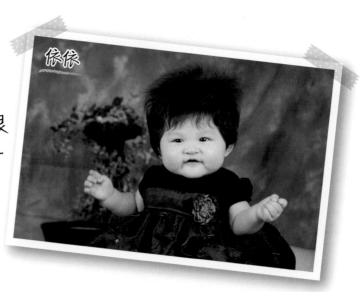

10.用双手帮孩子赶走噩梦——孩子梦魇怎么办

症状

　　梦魇在儿童中比较常见，多发生在3～7岁的儿童身上。孩子梦中会见到可怕的景象或遇到可怕的事情。醒后仍有短暂的情绪紧张、不能转动、心跳、面色苍白或出冷汗等。对梦境中的内容尚能记忆片段。多由疲劳过度、消化不良或大脑皮层过度紧张引起。

操作方法

　　耳穴按压法，取神门、肾、肝、心、皮质下、枕，用火柴棒进行按压，每穴两到三分钟。每天晚上临睡前压一次即可。连压一周。

　　也可先于手穴和脚穴进行治疗。选合谷、商丘、太冲、足窍阴进行按揉，每穴三分钟即可。然后用火柴棒按压小儿左手上的头顶点、后头点、心、肾、肝，每个点三分钟左右就可以了。

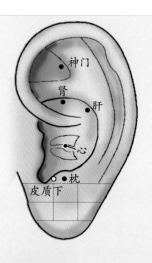

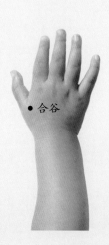

▲ 合谷：手背虎口处，于第一掌骨与第二掌骨间凹陷中。

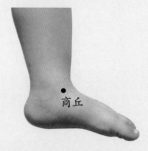

▲ 商丘：足内踝前下方凹陷处。

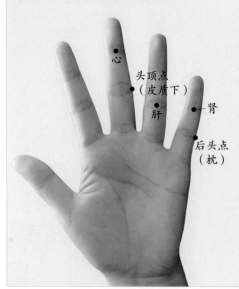

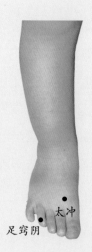

▲ 太冲：足背第一、第二脚趾间向上推，感觉一凹陷处就是。

足窍阴：足第四趾末节外侧，距趾甲角0.1寸。

健康宝宝专栏

　　儿子的同事小张找到我，让我给他儿子看病。我问怎么回事，小张懊悔地说："周叔叔，都怪我，前阵子出了一部电影，是个恐怖片。我比较喜欢看这种电影，孩子没有上学，也跟着我一块儿看，结果把他给吓着了，当天晚上睡觉睡到半夜的时候突然尖叫一声就醒了，还满头是汗，大声喘气。很明显是做噩梦了。这一个星期都是这样，孩子晚上不敢自己睡觉，没办法了，才来麻烦您。"

　　我告诉他回家怎样给孩子按摩，效果十分理想。其中我的选择神门和皮质下可以治疗失眠，多梦，心烦。按压肾、心、肝可以调节神经衰弱。

　　另外，中医认为梦魇症是由于气血两虚，气滞血淤，凝阻经脉导致心脑缺血引起的。现代医学也证明心脑缺血，供氧减少的话，就会影响大脑皮层的活动。讲究在治疗上应先注意加强营养，增强体质，防止过度疲劳。

　　梦魇在儿童中比较常见，但这种事情是可以避免的。我们尽量不要给孩子看恐怖片，或是讲恐怖故事。另外如果睡姿不当的话也会出现梦魇，毯子不要盖住鼻子或压到胸口，这样会让孩子呼吸不畅，也不要睡前太饥或吃太饱。

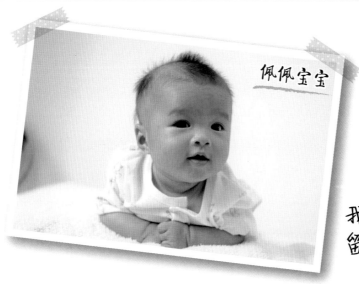

佩佩宝宝

我会抬头了，
留个念

11. 孩子中暑不用愁，小小火柴棒来解忧

症状

　　人类的正常体温一般恒定在37℃，热的时候皮肤毛孔开放，冷的时候皮肤毛孔紧缩。但是人体温度最高只能耐受到41℃，若再升高一点就可能引发死亡。如果长时间在高温和热辐射的作用下，机体体温调节出现障碍，水电解质发生紊乱，就会导致中暑。中暑是一种威胁生命的急病，若不给予迅速有力的治疗，可引起抽搐和死亡。

操作方法

　　用火柴棒在孩子的耳朵上对枕、心、皮质下、肾上腺四穴进行按压，每穴两到三分钟即可。

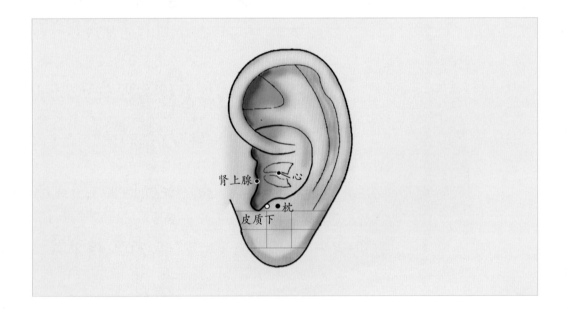

健康宝宝专栏

虽然现在的城市家庭基本上都安装有空调，但是，夏天中暑的小儿仍然很多。究其原因，我认为多与护理不当有关，主要有以下几点。

首先是保暖过度，尤其是新生儿期（从出生到28天），家长怕孩子受凉，一味地给孩子加衣保暖，导致幼儿体液减少，细胞脱水，从而发生中暑。其二，幼儿在炎热的环境里贪玩后出汗过多，没有及时补充水分而中暑。其三，持续高热的环境使小儿身体不能适应。

成人出现中暑的时候，多表现为突然晕倒，但是小儿中暑则要隐蔽得多。首先，如果小儿不舒服的话肯定会大哭大闹，这个时候家长要细心观察了，看孩子的皮肤是否发红，如果皮肤发红干燥，触摸感觉温热，进一步可能进入昏迷状态，最主要的是身体发热却不流汗，这样的话就是中暑了。

小儿中暑，可及时采取措施处理，应将其抱到阴凉、通风、干燥之处，然后解开衣扣以便尽快给孩子散热。切勿使用冰水或退烧药，但可以给小孩喂一些清凉饮料。然后按摩。

最后要提醒家长，小儿中暑虽然与体质虚弱有关，但是中暑过后不要立即给孩子吃大鱼大肉，饮食还是以清淡为主。还要做一些室外中暑的预防，顶着烈日出行的话要事先给小孩抹一些防晒霜，打一把遮阳伞，多喝水，不要等到渴的时候才喝水。夏天气温高，白天新陈代谢快，人也容易疲劳，充足的睡眠可以使大脑及人体各个系统得到放松。

12. 给孩子一个幸福的未来
——告别侏儒症，不做小矮人

症状

　　凡身高低于同一种族、同一年龄、同一性别的小儿的标准身高的30%以上，或成年人身高在120厘米以下者，称为侏儒症或矮小体型。侏儒症由于多种原因导致的生长激素分泌不足而致身体发育迟缓。侏儒症病因可归咎于先天因素和后天因素两个方面。先天因素多由于父母精血亏虚而影响胎儿的生长发育，多数与遗传有关，一般智力发育正常。

操作方法

　　取耳穴上的脑点、肾、内分泌，另外，男孩子要加上睾丸，女孩子加上卵巢。每个点用火柴棒按压三分钟。按压过后，再选手穴头顶点、心、肾、后头点、胃肠点进行按压，每穴同样是三分钟。

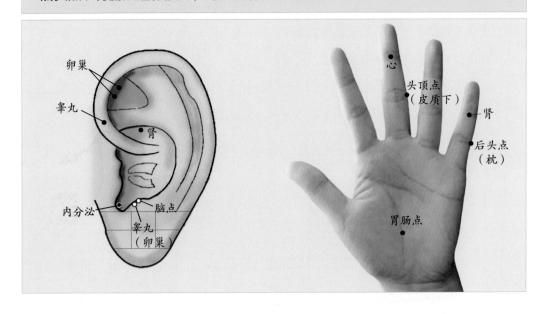

健康宝宝专栏

　　我曾经碰到过六七位侏儒症患者，多是父母精血亏虚而影响到了胎儿的生长发育。由于已经过了青春期，错失了最佳的治疗时机，回天乏力。其实，细心的家长一定要注意，一般来讲，侏儒症患儿在一两岁期间，身高和其他正常孩子是一样的，但是到了三四岁的时候就开始落后了。这时候家长一定要及时进行治疗，治疗的时候要有耐心、有恒心。

　　我在前年用按摩治疗过一个侏儒病人，孩子长到5岁多了家长才发现自己的孩子跟别的孩子不一样，到医院一查发现是侏儒症，这才慌了，马上进行治疗。在进行西医治疗一段时间后并没有什么改观，便来咨询中医。

　　对侏儒症我并无多深的研究，但想万变不离其宗，那个孩子才5岁，或许可以起到作用，反正耳穴、推拿对人体有益无害，就用上述的方法给他做了一遍，之后我给他做了1个月，结果父母都看会了，于是就自己回家做。

　　没想到的是，这个方法竟然起到了一定的效果，孩子的妈妈说孩子确实长了不少，但跟同龄孩子比还是有差距。当然这不可能一口吃个胖子，治疗是一个长期的过程，需要坚持。

　　我想如果家长当初早点发现进行治疗的话效果一定会更好。

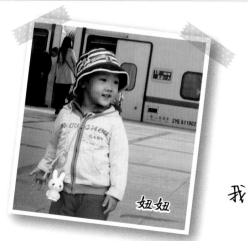

妞妞

我要回老家过年了！

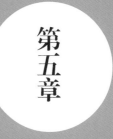

第五章

让孩子的世界更美丽
——小儿五官疾病按摩保健法

宝贝朵朵

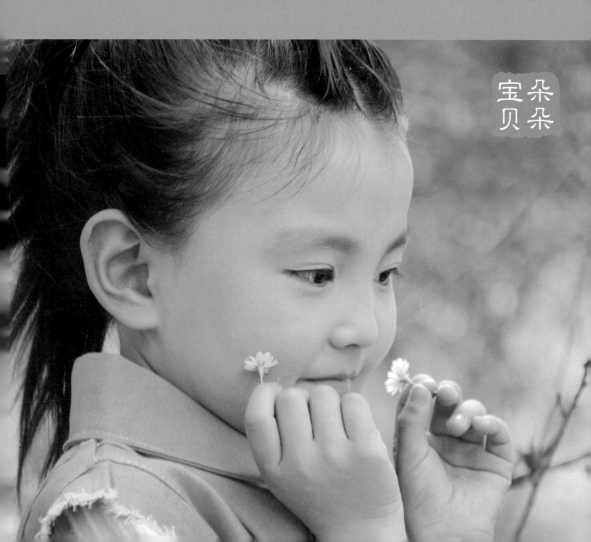

1. 假性近视可防也易治——孩子近视怎么办

症状

　　儿童的近视大多属于假性近视，是眼睛睫状肌常常处于紧张疲劳状态，造成视力减退。如果经过适当的休息和按摩，可使麻痹痉挛的睫状肌放松，视力就可恢复过来。所以家长一定要注意这个机会，争取在假性近视期将其治愈，免得以后真的难以矫正了。

操作方法

　　取手上的肺、眼、头顶点、心、肾、脾、后头点、肝，脚穴可参照手穴在相应位置选取，双手双脚共32个点，每个点用火柴棒各压三分钟。

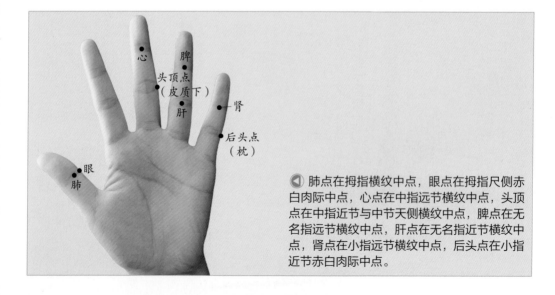

◁ 肺点在拇指横纹中点，眼点在拇指尺侧赤白肉际中点，心点在中指远节横纹中点，头顶点在中指近节与中节天侧横纹中点，脾点在无名指远节横纹中点，肝点在无名指近节横纹中点，肾点在小指远节横纹中点，后头点在小指近节赤白肉际中点。

健康宝宝专栏

　　无论孩子有没有近视，我都希望家长尝试一下我的护眼×形平衡法。可调和气血，疏通脉络。而中医上就是认为假性近视是由于禀赋不足、劳心伤神、脾胃虚弱、肝肾亏虚、精血乏源，不能上充于目，加之过用目力，致使目络淤阻，目窍失于精血濡养而致的。

　　一朋友家的孩子，从小个头就比同班的同学高出一截，他的老师也多次跟朋友沟通，说孩子将来是个学体育的好苗子。但是近期，孩子老是跟父母反映，说自己的眼睛发昏，看东西有点模糊。这是近视的先兆，我把上面的×形平衡法教给他的父母，一个月后，孩子的眼睛问题就都消失了。

　　另外，近视患者普遍缺乏铬和锌，因此应吃一些含这些营养素较多的食物。食物中如黄豆、杏仁、紫菜、海带、黄鱼、奶粉、茶叶、肉类、肝类等含锌和铬较多，可适量增加。这样可以补充眼内睫状肌与巩膜必需的营养物质，增强睫状肌的肌力，加强巩膜的坚韧性，增强它对外界的抵御能力。

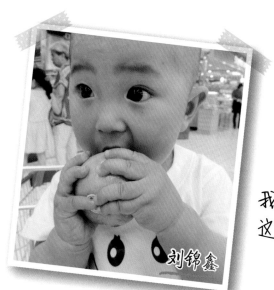

我没有戴美瞳哦，这是天生的

刘锦鑫

2. 给孩子一双明亮的眼睛——眼保健通用方

症状

　　运用×形平衡法按压穴位，主要是通过调理内脏，来呵护眼睛，所以效果会非常好。它能调整眼及头部的血液循环，调节肌肉，改善眼的疲劳。就像眼保健操一样，它也是一套整合了中医推拿、经络、运动疗法而成的综合按摩法。它通过穴位按摩，使眼内气血通畅，改善神经营养状况，以达到消除眼部肌肉疲劳，预防眼病的目的。

操作方法

　　手上取眼、头顶点、肝、肾、后头点这五个点，脚穴可参照手穴在相对应的位置选取，两手两脚共计20个点。每天坚持用火柴棒各压3分钟。

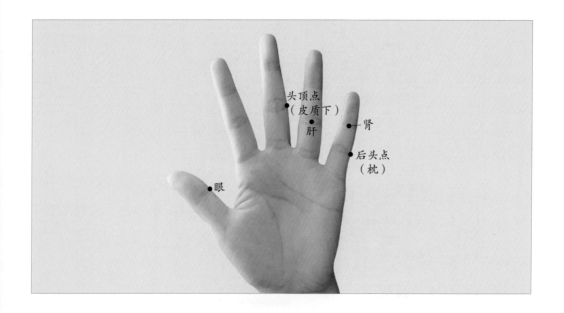

健康宝宝专栏

这套眼保健操，不仅可以缓解眼睛疲劳，还可以应对眼睛干涩、眨眼过频等很多眼病。

比如说，中医认为，肝开窍于目，用火柴棒压肝点可以起到清肝明目的作用。肾主水，有些儿童熬夜后，眼睛出现水肿，这就跟肾脏有关系了。因此，压肾点也可以滋润眼睛。

我侄女的女儿已经上初中了，前一段她患了眼疾，我便把这个方法介绍给了她。没过多长时间，她的眼疾就好了。同时她又告诉我，自从用了这个眼保健方，上课的注意力提高了，也不再犯困了，感觉精神特别好。她打趣地跟我说，要用我这个方法考进大学呢。此时我才恍然大悟，这种方法在治疗眼疾的同时调理了人体的脏腑功能，增强了人的精气神。

请各位家长一定要牢记这个方法，对您孩子的眼睛绝对有益无害。孩子们正是花样年华，他们应该有一双漂亮的眼睛。另外，×形平衡法，主要是为了调理全身的阴阳平衡，所以，它不仅有治病的作用，还可以提高孩子身体的免疫力。

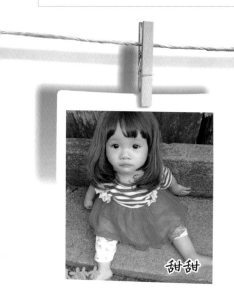

甜甜

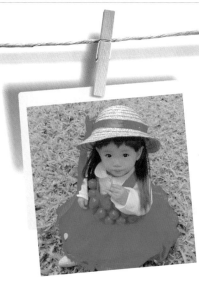

真的，我是个真宝宝，不是洋娃娃

3. 春天谨防红眼病——孩子得了结膜炎怎么办

症状

　　结膜炎中最为大家熟知的就是流行性出血性结膜炎，俗称红眼病。患病者双眼发烫、烧灼、畏光、眼红，自觉眼睛磨痛，像进入沙子般地疼痛难忍，早晨起床时，眼皮常被分泌物粘住，不易睁开。一般对我们的视力不会造成危害。但在公共场所，如幼儿园、学校及家庭中会迅速蔓延，导致流行，所以经常在公共场所活动的小孩子很容易被传染上。

操作方法

　　拇指尺侧赤白肉际处的眼点，脚上取穴的时候可以参照手穴，两手两脚共取四个点，用火柴棒各压七到八分钟就可以了。

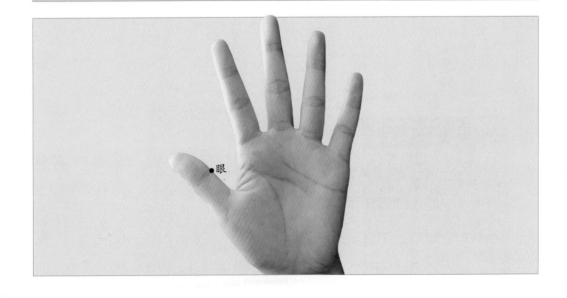

健康宝宝专栏

　　我在仓镇公社的时候，有一年突然暴发了红眼病，镇上的学校和农场泛滥成灾，当时镇政府果断采取措施，宣传切断传染途径的方法，比如不要使用同一条毛巾，不要共用同一个脸盆等，算是给当时的民众普及了一些卫生知识。直到镇卫生所一名老中医想出了一个妙方，用姜汁滴眼，一段时间后果然止住了。原来中医认为本病为外感风热邪毒所致，故宜祛风散邪，清热解毒。这一治疗原则也指引着我以后的从医之路。

　　现在，由于卫生条件的提高，结膜炎的发病率已经不像我年轻的时候那么高了。但是，每隔六到八年它还是会出现一个小小的高峰，在夏季的湿热环境下突然暴发。在这里我提醒家长，很多家庭都是一出现红眼病，一家人都会被传染上。因此，当某个家庭成员出现红眼病的时候，所有的用具最好单独使用，而且要洗净、晒干。要把家里门把手、电话机、遥控器、桌椅等一切公共物品进行消毒，而个人用品如毛巾、手帕等则要经常煮沸消毒。另外，还要告诫孩子，养成勤洗手的好习惯，不要用脏手揉眼睛，要勤剪指甲。

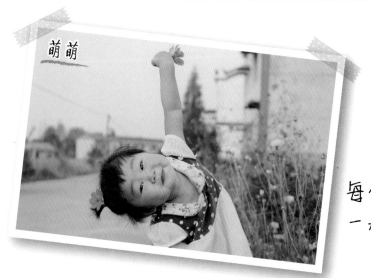

萌萌

每个女孩都是
一朵盛开的花

4.轻轻按一按，脸上冻疮就不见

症状

冻疮常见于冬季，是由于气候寒冷引起的局部皮肤反复出红斑、肿胀性损害，严重者可出现水疱、溃疡，病程缓慢，气候转暖后自愈，易复发。冻疮多发生在手背、足背、耳郭、面颊等部位，出现局部肿胀、麻木、痛痒、青紫，或起水疱，甚则破溃成疮为主症。

操作方法

如果孩子的左右脸或者双手双脚都有冻疮，就在孩子双手双脚的压痛点上用大拇指进行按压，每个点按压七到八分钟，早晚各一次。如果左手有冻疮，就按压右脚的相应点，右手有冻疮就压左脚，右脚有冻疮就取左手，左脸有冻疮就压右手右脚，右脸有冻疮就压左手左脚。如果双手双脚都有冻疮的话，就取双手双脚。

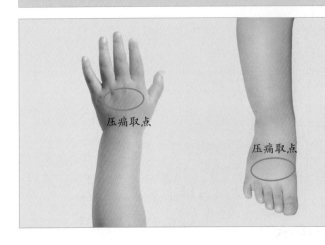

压痛取点

压痛取点

◁ 人体是个大×形，如果左手上出现了低沉点，右脚上肯定会出现一个高升点。这是因为左和右是对应的，手和脚是对应的。中间（面部）有病四边平，面部冻疮的高升点在脚背和手背中部。

免费行医这么多年，一到冬天我就频繁地接到一些家长的咨询，问治冻疮有没有好的办法。

　　有一次，一位母亲带着自己10岁的孩子来找我治冻疮。她跟我说，自己的孩子一到冬天脸就会冻裂。平时吃了很多药，也抹过很多药，都不管用。也试过很多偏方，以前听说每天晚上用热毛巾敷脸效果比较好，每天晚上就给他用热毛巾敷脸。又听农村人说，用茄子秆熬水洗脸可以治冻疮，又大老远专门跑到农村老家找些茄子秆熬水给他用。方法用了很多，可是都没什么明显的作用，脸上还照样起冻疮。

　　我对治疗面部冻疮，是有自己的诀窍的。中医认为冻疮是人体受寒邪侵袭，气血淤滞所致的局部性或全身性损伤，在治疗上遵循温阳散寒，调和营卫的原则。我看那个孩子双侧脸蛋上都冻裂了，就在双手的压痛点上稍一用力，孩子咧着嘴连连叫疼。

　　我叮嘱那位母亲，每天在孩子双手双脚的压痛点上用大拇指进行按压，每个点压七到八分钟，早晚各一次。

　　就这样坚持了一月有余，那个孩子的面部冻疮就全部愈合了。

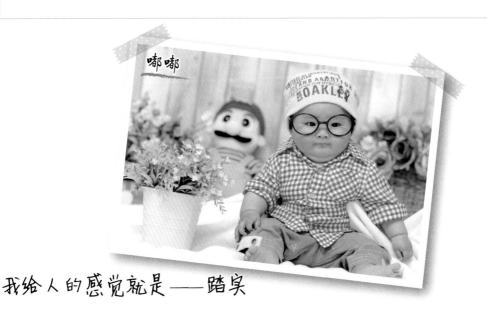

嘟嘟

我给人的感觉就是——踏实

5.让母乳滋养孩子一生
——宝宝舌强不吸乳怎么办

症状

　　舌强是指舌体强硬，活动不灵，舌体伸缩不自然、谈吐不利的现象。对于婴儿来讲，如果舌头不能正常伸缩，就会影响吸吮乳汁。舌强不吸乳，就是舌头僵硬不能正常地吸吮乳汁。

操作方法

　　耳穴取神门、口、皮质下、舌四点，用火柴棒进行按压，每点各压三分钟即可。

　　取手上的阳谷和劳宫穴，进行辅助按摩，效果会更好。

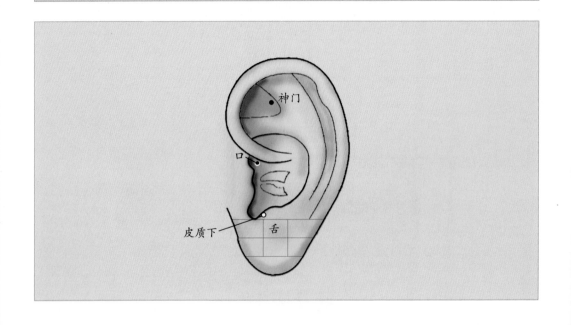

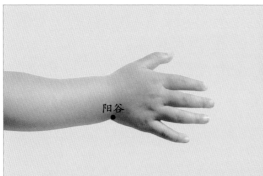

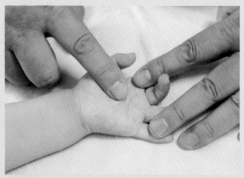

⚠ 阳谷：在手腕尺侧，尺骨茎突与三角骨之间的凹陷处。

⚠ 劳宫穴在手掌心，握拳屈指时中指尖处即是。

 ## 健康宝宝专栏

宝宝出生时，全家人都很高兴。但是有些孩子在哺乳时却不能正常吸乳，这可急坏了不少母亲。

听说朋友家添了一个孙子，一个多月了，但生下来之后就不好好吃奶，到医院去找医生检查，医生说是舌强不吸乳，就是舌头僵硬不能正常地吸吮乳汁。我得知这样的情况后，主动找上门，毛遂自荐地想给孩子试一试。

舌强不吸乳，原因很简单，就是舌体僵硬不灵活所致，我给孩子取的皮质下、神门可以调节神经，而口舌主要是调节口腔和舌头的灵活性。

按摩阳谷穴可以起到明目安神、通经活络的作用。长时间按压劳宫穴可强壮心脏，促进睡眠，改善大脑神经。

一周后，小儿开始正常吸奶，朋友很感激。我跟他开玩笑说："没啥，就是帮你省点奶粉钱。"说完大家都笑了。

6.宝宝口水多，可能是病了
——孩子流口水怎么办

症状

　　口中流涎就是流口水，小儿出现流涎应当从两个方面来加以区分。一般来说，一岁左右的婴儿，流口水是正常现象，家长不用太在意。但是，如果两三岁了孩子还流口水，那家长就要注意了，可能是孩子的脾胃功能失调了。

操作方法

　　取耳穴口、皮质下两点，左右耳共四个点，用火柴棒进行按压，每点七到八分钟。每天一次即可。

　　取小拇指上的少泽穴和脚踝上的太溪穴进行按揉，两手两脚共计四穴，每穴七到八分钟。同样为每天一次。

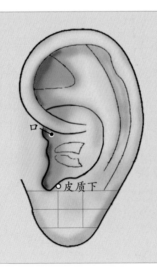

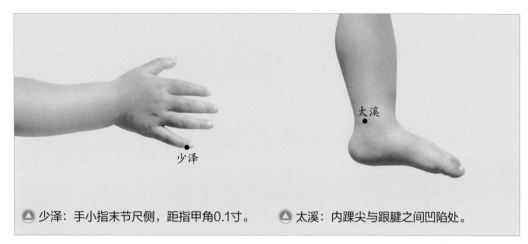

△ 少泽：手小指末节尺侧，距指甲角0.1寸。　　△ 太溪：内踝尖与跟腱之间凹陷处。

 健康宝宝专栏

　　唾液在古代被称为"金津玉液"，是一种无色且稀薄的液体。唾液有很多作用，总结出来有以下几点。

　　*湿润口腔，消化食物。

　　* 溶解食物并不断移走味蕾上的食物微粒，从而能不断尝到食物的味道。

　　* 清洁和保护口腔。

　　* 抗菌作用。

　　唾液虽好，但多了也是麻烦事儿，容易流口水。

　　小儿口中流涎，可以用以上两种方法，或者两种方法配合使用，效果更好。

　　小儿口中流涎的原因，一是与口腔中唾液分泌过多有关，这时候就要选口点。另外，它还与大脑神经发育不完善有关，这是选择皮质下的原因。

　　对已经开始流涎的患儿，要注意护理工作，以免孩子脖子出现湿疹。宝宝流口水太多的话，要注意脖颈的清洁，还可以抹上一些护肤霜，让宝宝肌肤保持干爽。可以给宝宝挂个全棉的小围嘴，这样比较易吸收水分，戴着也舒服。如果皮肤已经出疹子或糜烂，最好立马去医院诊治。

7.孩子口吃，父母要从"心"矫正

症状

　　口吃是一种言语障碍。口吃的许多表现不能被他人观察到，这包括对特定音素（通常为辅音）、字和词的恐惧，对特定情景的恐惧，焦虑，紧张，害羞和言语中失控的感觉。它牵涉到遗传、神经生理发育、家庭和社会等诸多方面，是非常复杂的语言失调症。

操作方法

　　翳风穴每天早晚按揉10分钟。

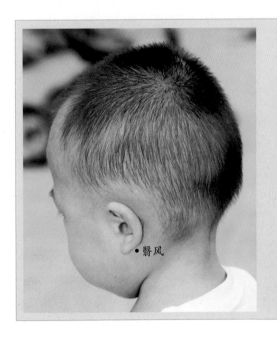

•翳风

翳风：耳垂后方，乳突与下颌角之间的凹陷中。

健康宝宝专栏

　　引起口吃的原因有很多，比如小孩好奇，跟着口吃的人学成了口吃，或因为受到惊吓，遭到斥责、惩罚、嘲笑，或者家里突然出现父母吵架、离异等情景时，也有可能口吃，这是对恐惧、焦虑的一种外在反应。上面这两种都可以说是心理问题诱发的口吃。当然，还有一部分儿童的口吃与身体发育情况有关。其中又以以下两种情况为主。

　　首先是说话时呼吸时的气流不均匀。有些儿童在说话时会感觉气短，甚至是憋气等。这时候，家长可以让孩子先深吸一口气，然后再慢慢把一句话讲完，当气流顺畅的时候，说话自然就会顺畅了。

　　还有一种情况就是孩子的口腔肌肉比较紧张，但是，这不是真正的肌肉痉挛、强直等，只是说话时的肌肉紧张所致。这时候，家长可以每天给孩子按揉翳风穴。

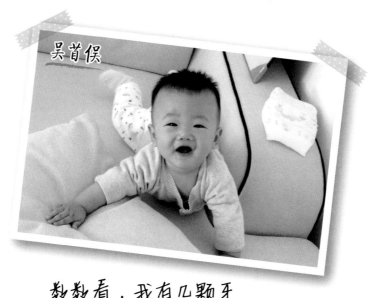

吴首俣

数数看，我有几颗牙

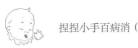

8. 宝宝痛在身上，妈妈痛在心上
——孩子口腔溃疡怎么办

症状

　　小儿口腔溃疡以齿龈、舌体、两颊、上颚等处出现黄白色溃疡，疼痛流口水，或伴有发热，周身不舒服为主要特征。2～4岁的孩子最为多见。原因可能是喂养不当，本身抵抗力差，或身体积热，灼伤了口舌。如果体质比较弱的话，可能反复出现。

操作方法

　　可以用火柴棒按压耳上的口、心、神门、内分泌、肾上腺这五个点。两只耳朵十个点，各用火柴棒按压三分钟左右即可。

　　手上的劳宫穴，脚上的太冲穴。如果能同时按揉这两个穴各三分钟，效果更好。

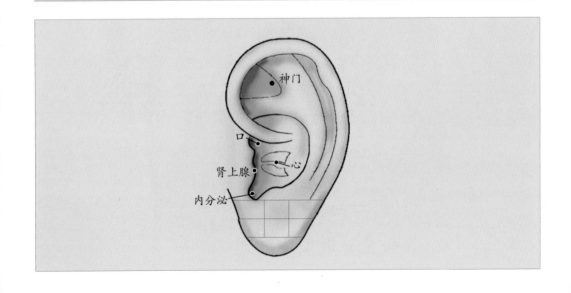

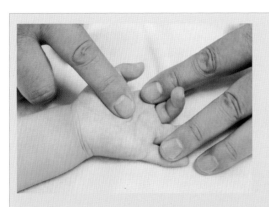

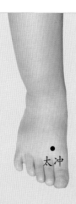

⬛ 内劳宫：位于掌中心，握拳时中指端所在之处即是此穴。

⬛ 太冲：足背第一、第二脚趾间向上推，感觉一凹陷处就是。

健康宝宝专栏

出现口腔溃疡，嘴里边出了疱或是口腔黏膜发生局部性溃烂，咱们老百姓就会说，是"上火"了。

治疗上选口点是为了调节口腔内的阴阳平衡，口疮是因为口中有火，按压口点可以增进唾液分泌，从而起到缓解疼痛的作用。选心和神门这两点，是因为中医认为"舌为心之苗"，口疮与心火旺盛有很大关系，选择这两个点可以从根本上消除心火，这样口疮会好得快很多。选肾上腺是因为肾主水、心主火，心肾相交即阴阳平衡，出现口疮则与心肾不交有关，取肾上腺可以增肾水，达到滋阴去火的目的。另外，口腔溃疡还与内分泌失调有很大关系，因此还要选择内分泌这个点。

手上的劳宫穴是古代医家治疗口疮的常用穴，脚上的太冲穴具有消心火的作用。如果能同时按揉这两个穴各三分钟，效果更好。

得过口腔溃疡的朋友都知道这种滋味不好受，不敢吃饭，餐桌上不管放多少好吃的都不能碰，那叫一个痛苦啊。所以平常我们要注意给孩子泻火，夏天可熬一些绿豆汤或是莲子粥，这些都可以清心泻火，生津止渴。平时要让孩子少吃辣椒，多喝米粥。

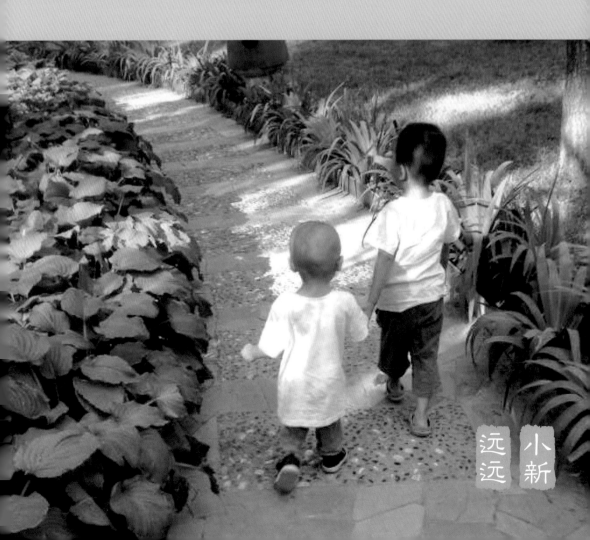

第六章

当孩子遭遇意外伤害

——周氏急救按摩法

1. 孩子脚踝扭伤怎么办

症状

踝关节扭伤的发生率约占所有运动损伤的40%。据估计因踝关节扭伤就诊的可占急诊室就诊的10%，可见崴脚是多常见的问题，谁一辈子没崴过脚呢。足踝扭伤后会迅即出现扭伤部位的疼痛，随后出现肿胀及皮肤淤斑。严重者患足因为疼痛肿胀而不能活动。外踝扭伤时，足内翻时疼痛症状会加剧。内侧三角韧带损伤时，在尝试足外翻时疼痛症状会加剧。

操作方法

在手的大鱼际下端，以压痛法取一个点指压。一般右脚踝扭伤，取左手指压；左脚踝扭伤，取右手。这是关键，不可弄错。如果双踝皆伤则双手全取。可以顺时针方向揉动100下，再逆时针方向揉动100下。以此反复三次，共揉动600下左右。

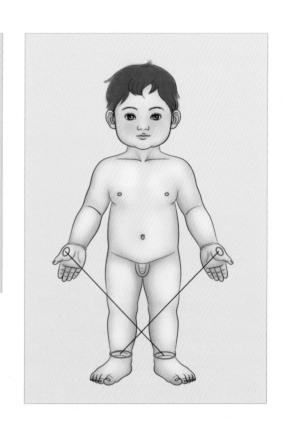

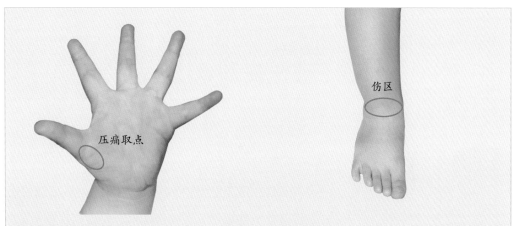

△ 在手的大鱼际下端，以压痛法取一个点指压，即哪里最痛即向哪里指压。用手按压时要将指甲修剪干净，以免伤及皮肤。指压时不可使用蛮力，而应均匀用力，使之有强烈的酸胀痛感。

 健康宝宝专栏

　　扭伤脚踝之后，要避免负重或行走。正确的做法是，迅速用冷水、冰块或凉毛巾进行外敷，这样可以使局部血管收缩，减少出血或渗血。当然这只是紧急处理，事后还要进行正规治疗，在这里介绍一下我的经验。

　　在下乡期间，有一次大家一起干农活的时候，有一个十几岁的小孩子不小心把左脚扭伤了，有个乡亲知道我在医学方面有两把刷子，就赶紧把我叫了过去。等我到的时候，孩子的内外踝已经又红又肿，痛苦异常，我当即在他的右手大鱼际部位找到一个痛点，强力指压八分钟。他的反应强烈，大声呼痛，但奇迹立即出现了，尽管脚背红肿并未消除，但脚痛已完全消失，他已能行走如常了。

　　一般说来，伤后立即用此法医治，只需治疗一到两次，且不留后遗症，如若延误时间，形成慢性踝伤痛，就需指压两到三周。如已骨折，则需入院治疗，不可延误。骨折与否，一般可视红肿、痛苦的程度；如特别严重，就有骨折可能，不可大意。

　　治愈之后至少在一周之内不干重体力活，不做剧烈活动，以免反复。如若发生反复，非但不易治疗，甚至留下后遗症，需向患者特别说明。

2. 孩子被鱼刺卡喉怎么办

卡刺虽然不算正经的病，但经常发生在孩子身上，如果处理不好还容易引起大问题。孩子无论是被骨头卡住，还是被其他异物卡住，家长都切记，在看不到异物的情况下，千万不能用手去孩子嘴里乱摸，这样很容易把异物推到更深的地方。

操作方法

孩子被异物卡住喉咙的时候，可取双侧耳穴咽喉、神门、肾上腺、内分泌、皮质下、枕按压，以咽喉、皮质下为重点，每穴三分钟，只压一次，便能立刻奏效。

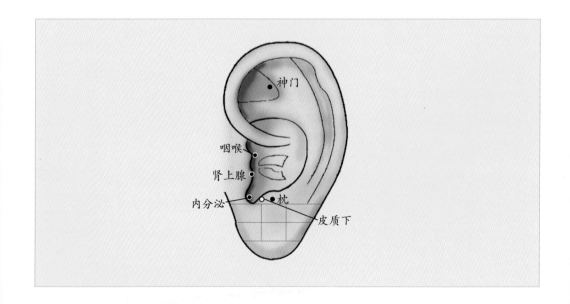

健康宝宝专栏

　　鱼肉不仅味道鲜美，而且营养价值极高。蛋白质含量为猪肉的两倍，且属于优质蛋白，人体吸收率高。《海药本草》中记载鱼的功用有补肾益精，滋养经脉，止血，散淤，消肿。治肾虚滑精，产后风痉等。可就算是这样，现在很多孩子还是不喜欢吃鱼。与其说是不喜欢还不如说是不敢，因为很多孩子吃鱼的时候不会剔鱼刺，经常被鱼刺卡着喉咙。

　　我曾经在一天内看过两个异物卡住喉咙的儿童。两个孩子，一位是鸭骨卡喉，一位是鱼刺卡喉，其咽喉疼痛难忍，已不能正常吃饭。我给压一次，便毫无痛苦地把问题给解决了。有些医生不相信，其实很容易解释，压在咽喉穴上，自然会产生咽喉颤动，而神门等穴又有愈伤与止痛作用，当然立即奏效。自本法在报纸上发表与收入书中之后，已有不少事例证明此法有效，完全可以排除咽喉异物侵蚀，实为保喉去痛的良方。

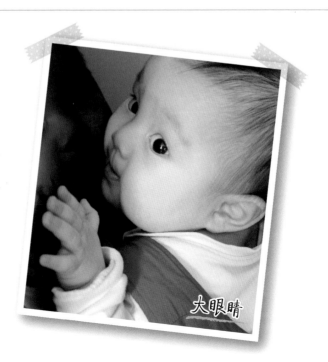

我能自己站着了呦，好厉害

大眼睛

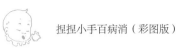

3. 孩子手腕受伤怎么办

症状

　　急性的腕关节扭伤腕部会肿胀疼痛，功能和活动会受到限制，活动时疼痛加剧，有明显压痛。腕关节出现急性损伤的时候多见于冲击性较强的运动，如足球、篮球、滑板、溜冰等。

操作方法

　　手腕部受伤的时候，在对侧脚踝上就会产生一个相应的高升点，用手指压10分钟即可。左手腕受伤取右脚踝，右手腕受伤取左脚踝指压。手腕前部受伤取脚踝前部，后侧取后，左侧取左，右侧取右。

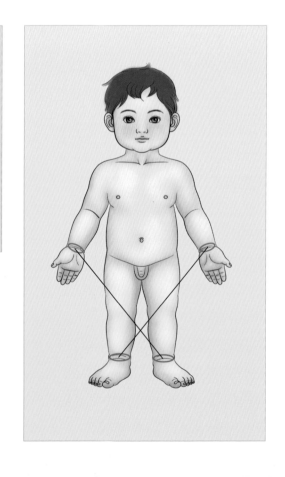

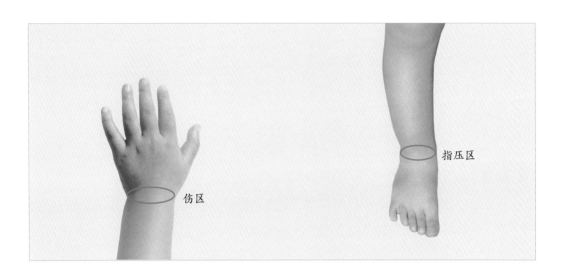

伤区

指压区

健康宝宝专栏

　　手腕是人体连接手掌和前手臂的部位，是我们活动中用得最多的关节，因此也很容易受伤，尤其是小孩子。我朋友家有个孩子，今年刚满十岁，非常淘气，平时根本就闲不住。有一次在学习溜冰时因为猛然倒地，右手出于本能反应，按住地面。这时候，右手的手腕因不能承受身体的全部重量，造成手腕受伤，当时只是感觉到疼痛，第二天整个手腕都肿了，比以前粗了一大圈。朋友知道我是解决这方面问题的高手，就带着孩子来家里找我。

　　我在其左脚的脚踝前部，找到腕伤区的对应点，指压10分钟，孩子当时就说，疼痛减轻了大半。叮嘱朋友回家每天早晚再给孩子各按一次，第二天晚上红肿亦消退，手腕完好如初。

　　儿童正处在生长发育期，骨架正在生长。因此，在进行冲击性较强的运动和上肢负重运动时，孩子要特别注意预防腕关节损伤，可佩戴些护具，如训练手套、护腕绷带等。

　　要想使孩子的手腕免受伤害，预防是关键。要告诉孩子，运动前要做足准备活动，左右手腕转动几分钟。

4. 孩子被烫伤怎么办

症状

　　不止火、蒸汽等高温会让身体烫伤，低热也会产生烫伤，这一点在小孩子中要尤其注意，比如火炕、电热毯、暖宝宝等都能造成孩子烫伤，是因为皮肤长时间接触高于体温的低热物体而造成的烫伤。接触70℃的温度持续一分钟，皮肤可能就会被烫伤；而当皮肤接触近60℃的温度持续五分钟以上时，也有可能造成烫伤。

操作方法

　　当手部受伤的时候，在对侧脚上就会产生一个相应的高升点，找到压痛点，用拇指按压十分钟即可。左手腕受伤取右脚踝，右手腕受伤取左脚踝指压，手腕前部受伤取对侧脚腕前部，后侧取后，左侧取左，右侧取右。当然，不仅是手，其他地方也是如此。

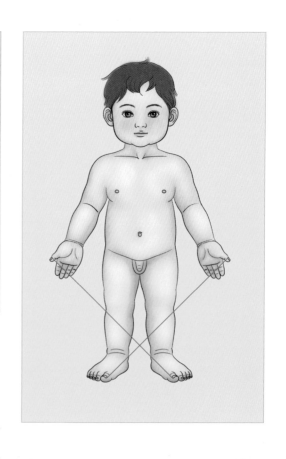

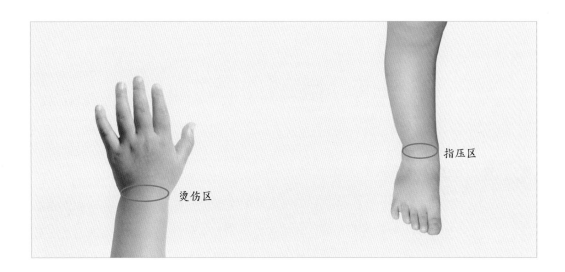

指压区

烫伤区

健康宝宝专栏

　　前几天一个朋友家10岁的孩子，跟妈妈学做饭的时候，不小心烫伤了左手。朋友紧急打电话向我求救。我告诉他：在孩子右脚上找出相应点，按压10分钟就可以了。

　　10分钟后，朋友打电话过来，告诉我果然已经不疼了。我说，每天早晚再坚持给孩子各压10分钟，直至病愈。

　　这个方法非常实用，由于烫伤比较突然，所以我们要迅速解决，我们不可能整天带着烫伤药。大家不要忘了，我们身体里可是有个大药房呢。

　　其实，被火烫伤和急性损伤的治法是相同的。根本还是我的人体×形平衡法。

　　烫伤的滋味并不好受，有灼热的疼痛。这个时候我们要迅速给烫伤区降热，可用流动的自来水冲洗，这样可以带走热量。千万不要揉搓、按摩、挤压烫伤的皮肤，也不要急着用毛巾拭擦。之后再使用我上面所介绍的办法，对一些轻微的烫伤就能起到很好的效果。严重的话，还是要尽早去医院就诊。

5. 孩子前臂受伤怎么办

症状

有很多问题我们不可能像医生那样有一个明确的诊断，比如平时孩子运动时哪里受伤了，这时虽然我们不能准确判断疾病的种类，但是可以找到简单的治疗方法。这里虽然以前臂受伤为例，但是可以推而广之，方法同样适用于身体其他部位的伤害，方法简便而有效。

操作方法

左肘下受伤取右膝下，右肘下受伤取左膝下，肘下前侧受伤取膝下前侧，后侧取后，内侧取内，外侧取外，哪里最敏感就压哪里。

如果是肘弯受伤了，也可以以此类推，左臂取右腿，右臂取左腿的相应点指压。肘前侧受伤取膝前侧，后侧取后，内侧取内，外侧取外。压痛取点，哪里最痛就压哪里。

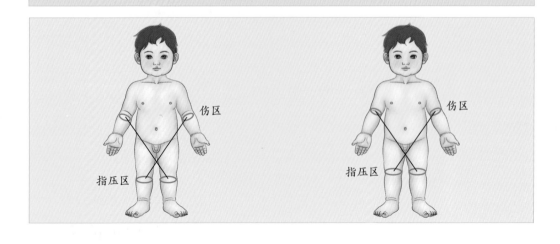

健康宝宝专栏

安庆刘女士家的孩子，有一次在打篮球的时候被别的孩子撞了一下，前臂受伤了。我用×形平衡法对其进行按揉，很快就痊愈了。小孩子爱动，身上经常磕一块碰一块的，这些都是成长的印记。好动是孩子的天性，作为家长不能扼杀孩子的天性，但是孩子受伤时作为父母也不能不管不顾。像平常的一些小毛病，扭着脚或手腕，或是前臂碰伤了，如果去医院肯定花销不少，但不管吧也不行，教给各位家长一招吧，又省力又省钱，非常适合治疗常见的外伤。

我前面已讲过了手腕受伤的治法，其实，前臂受伤的治法原则相同。如果是肘弯受伤了，也可以以此类推。

此法可治各种损伤，包括急性损伤、刀伤、烫伤等。

作为家长，孩子在活动的时候要做一些预防措施，比如告知戴上头盔、护具之类的保护设备，之后就由着孩子去疯去耍，真的受伤了还有我教给大家的方法呢。

长大后我们会是什么样子？

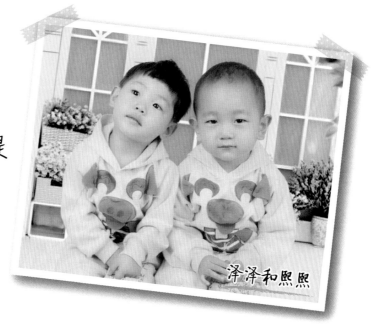

泽泽和熙熙

6.孩子腿抽筋怎么办

症状

　　小腿抽筋是一个很普通的现象。有些孩子白天活动量比较大，造成腿部疲劳。当白天腿部的运动量过大或用力过度而造成疲劳，夜间肌肉紧张的状态未得到改善，过多的代谢产物未能及时代谢掉，就会刺激小腿引起抽筋。还有的孩子，夜里睡觉的时候受凉，引起腿部的肌肉痉挛，同样会引起抽筋。再者，小孩子正处在生长发育期，正在长个子的时候，也容易小腿抽筋。

操作方法

　　（1）取双耳上的神门、肝、脾、肾上腺、枕，用火柴棒进行按压，以肝、脾为重点。每点各压三分钟即可。

　　（2）取双手上的肝、脾两点，用火柴棒进行按压。每点七到八分钟。

　　（3）可根据×形平衡法取高升点。如果左腿抽筋，就取右臂上的对应点，右腿抽筋就取左臂上的对应点，哪个点最敏感压哪里即可。每点各压七到八分钟。

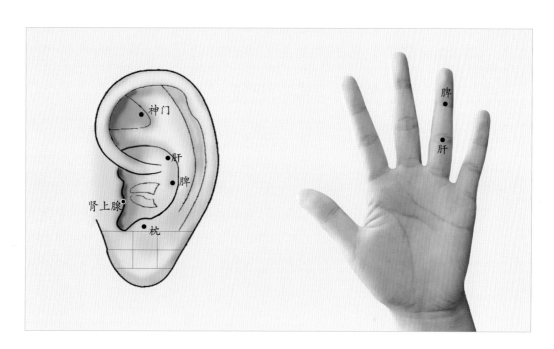

健康宝宝专栏

　　我小的时候，家里贫困，营养不良，长身体的那段时间夜夜小腿抽筋，因此印象非常深刻。

　　有些人觉得腿抽筋是正在长身体，没什么大不了的，吃些骨头就可以了。其实，出汗过多，疲劳过度，寒冷刺激等也可以引起小腿抽筋，如果频繁地出现，就应该引起重视。

　　总之，小腿抽筋不算什么大病，家长不必过分担忧。治疗小腿抽筋，可用我上面推荐的三种方法。

　　小腿抽筋多与骨、筋有关，中医认为，肾主骨，肝主筋，所以无论是耳穴还是手穴，都以肝为重点，就能对付小腿抽筋。

7. 孩子习惯性脱臼怎么办

症状

　　习惯性脱臼在幼童中很多见，很可能是外力造成肩关节脱位后留下的后遗症。除了肩关节，肘关节也容易出问题。人的肘关节是由肱骨、尺骨和桡骨构成的。婴幼儿桡骨头和桡骨直径基本相等，受不当外力的牵拉影响很容易引起桡骨小头卡在环行韧带中，不能复位，形成牵拉肘。或者桡骨和尺骨向后脱位，引起脱臼。

操作方法

　　（1）取孩子双耳上的肾上腺、肝、脾、皮质下，用火柴棒进行按压，每个点三分钟左右，每天晚上一次即可。

　　（2）取孩子双手上的头顶点、脾、肝、肾，用火柴棒进行按压，每个点同样是三分钟。用以上方法其中之一，坚持月余，小儿习惯性脱臼可自去。

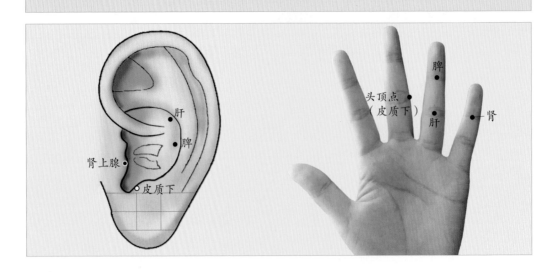

健康宝宝专栏

生活中常遇见胳膊脱臼的情况，一般在经过一番拉扯之后，胳膊会回复到原来的位置，感觉非常神奇。有的人在经过休养恢复后，再次做引发上次脱臼的类似动作时又会再次脱臼。这就可能是复发性脱臼，有一就有二，有二就有三。

一旦复发性脱位开始发生，就会非常麻烦。不管你平常怎样小心，它都会在你拉扯衣服、穿脱衣服、睡觉翻身时发生脱臼。这就限制了许多肩关节的正常活动及动作。另外脱位的次数愈多，就会发觉肩关节愈易脱位，自己琢磨琢磨也就会把胳膊复位，当然关节的活动范围也就受到更多的限制，这是一个恶性循环，我们必须进行医疗干预。

合肥王先生拉着他刚学会走路的宝宝，由于用力不当，结果孩子的右胳膊伸不直了。到医院一检查，医生说脱臼了，然后通过手法才恢复。没过一个月，孩子跑着玩的时候摔倒了，王先生上前猛一拉，胳膊又脱臼了。有一次王先生拉着孩子上楼梯的时候，再次脱臼。

对于反复脱臼的孩子，我们一定不要大力拉扯他们的胳膊腿，尤其是不要跟他们对着干，比如他们不想换衣服，不想吃饭时，别简单粗暴地拉着他们进行。当然，最好的办法还是从开始就注意，不让第一次脱臼发生。

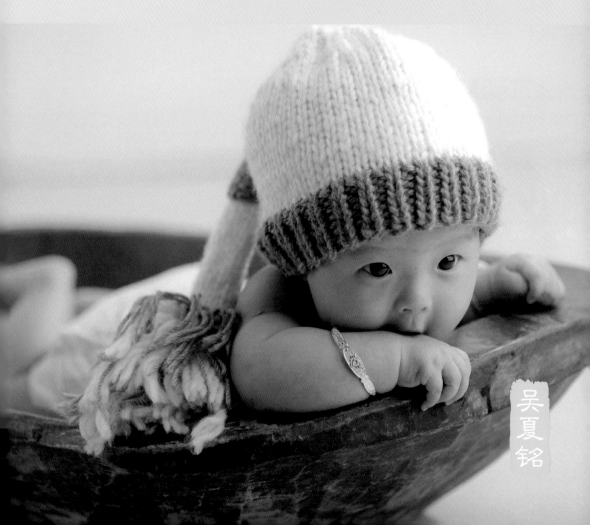

第七章

孩子气血充足，自然百病不生
——小儿血液系统保健按摩法

吴夏铭

1. 让孩子强壮如虎的健身强体法

症状

　　孩子在没有生病的时候积极锻炼，培养出一个强壮的身体是健康的前提。现在家长普遍注意到了户外活动和体育运动的作用，但还有一个不容忽视的健身强体方法，就是皮肤的锻炼，而皮肤锻炼中一项很重要的内容就是按摩。按摩可以刺激皮肤，对各个系统的功能都有好处，还能增强亲子间的感情交流。

操作方法

　　（1）取双耳上的神门、肾、肝、胃、脾、 心、肺、皮质下、枕，用火柴棒进行按压，以心、肾为重点，每个点两到三分钟，每晚一次。

　　（2）取双手上的肺、心、头顶点、脾、 肝、肾、后头点、命门，用火柴棒进行按压，每个点两到三分钟，每晚一次。

　　以上两个方法任选其一，最后再给孩子捏脊一次、压脐眼三分钟。

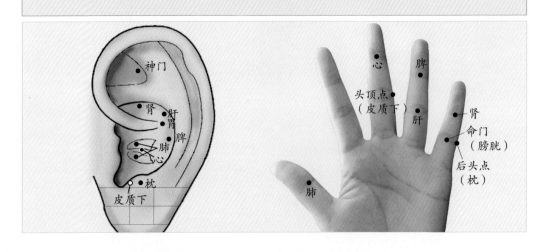

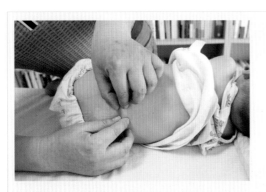
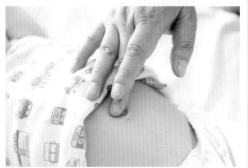

🔺 捏脊：父母双手拇指与食指并拢，从孩子的尾椎骨沿脊柱两侧向上捏，连皮带肉用力捏起即放下，捏至颈部发际处为止，以脊柱两侧皮肤微有潮红为有效。

🔺 压脐眼。

健康宝宝专栏

　　我先前已经多次提到，人体是一个极其丰富的大药库，只要我们开启了这个药库，人体就百病不侵，要多强壮有多强壮。人们在这个过程中，付出的只是学习的时间，得到的却是宝贵的健康。

　　取肝、心、脾、肺、肾、胃等点，主要是为了调治五脏，让五脏更加健康。五脏是相生相克的，按压这些点，也有助于五脏之间的协调。中医认为，五脏是人体的根本，五脏与六腑互为表里，五脏好了，六腑的功能自然也好了。五脏对应着五神，五脏强健的时候人的精神状态也会非常好。五脏还对应着四肢百脉，五脏强健，气血的运行就会比较通畅。气血是人体营养脏器组织，维持生命活动的重要物质，只要气血充足，儿童整个身体就会非常健康，免疫力也会非常强。

2. 白血病并不是不治之症

症状

　　急性的白血病是一些血细胞过度增生造成的，是我们国家最常见的小儿恶性肿瘤。刚开始时会有脸色发白、没精神、乏力、食欲不好、流鼻血或牙龈出血等症状。多数还会发热、贫血、多组织出血等。随着病情的发展，会影响到各个器官。

操作方法

　　小儿左手，补脾土300次，清肝木、心火各200次，补、清肺金各150次，补肾水300次，推上三关300次，清天河水300次，退六腑300次，推脊柱300次，捏脊5次。

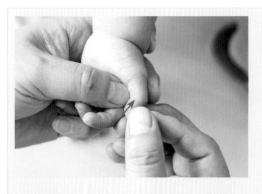

△ 补脾土：沿顺时针方向旋揉拇指罗纹面，或循拇指屈曲的桡侧指面向掌根方向直推。

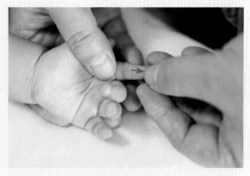

△ 清肝木：在食指指面向指尖方向直推。

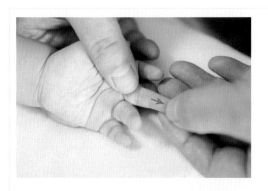

⬤ 清心火：在中指指面向指尖方向直推。

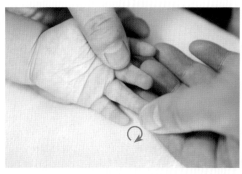

⬤ 补肺金：在无名指罗纹面沿顺时针方向旋揉。

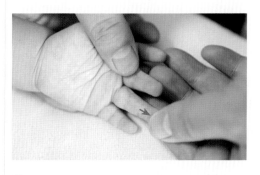

⬤ 清肺金：在无名指指面向指尖方向直推。

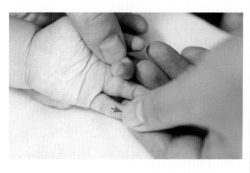

⬤ 补肾水：在小指罗纹面从指面向指尖方向直推。

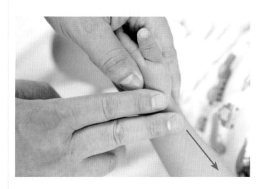

⬤ 推三关：在孩子小臂前侧，自腕横纹至肘部成一直线。用拇指或食中两指自下向上推。

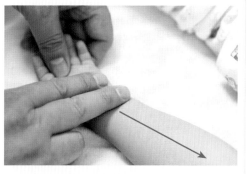

⬤ 清天河水：天河水在小臂内侧，自腕横纹中点至肘横纹中点成一直线的地方。用拇指侧推或用食中指指腹向上直推，就叫清天河水。

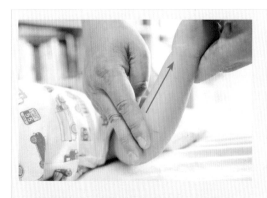

△ 退六腑：六腑在小臂的后侧（尺侧），自腕横纹至肘部成一直线的地方，用拇指或食中两指指腹自肘部推向腕部。

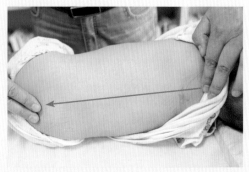

△ 推脊柱：沿着孩子的脊柱，从大椎穴开始，用食中指指腹由上而下直推到尾骨。

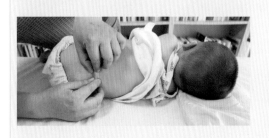

◁ 捏脊：父母双手拇指与食指并拢，从孩子的尾椎骨沿脊柱两侧向上捏，连皮带肉用力捏起即放下，捏至颈部发际处为止，以脊柱两侧皮肤微有潮红为有效。

健康宝宝专栏

　　脾土为后天之本，补脾土可以帮助患儿运化食物。清肝木和心火有清火、降热功能。补、清肺金有降热作用，若肺金极虚，可加补肺金，补清结合。补肾水相当于吊盐水与葡萄糖，也有健体与降热作用。推上三关有发汗降热作用。清天河水是退热要法，还有宁心与安眠之作用。退六腑大寒，相当于中药之犀角、羚羊，非40℃以上之高热，不可轻用。推脊柱从颈椎向下一直推到尾椎，此穴为退热要穴。捏脊从尾椎骨一直捏到发际，此法为消除肝脾肿大之要法，并有医治百病与抗癌作用。

3. 我彻底治愈小女的顽疾——先天性心肌炎

症状

此病多发生于3～10岁的孩子，刚起病的时候可能会有乏力、心悸、胸痛、肢冷、多汗、活动受限等问题，重症会有比较严重的心脏问题，甚至死亡。年纪小的孩子病情发展得比较迅速，不过只要及时就医，诊断治疗后一般都比较好。

操作方法

取左手补脾土300次，清肝木200次，清心火200次，补肺金300次，补肾水300次，揉内关与三阴交各300次，捏脊1次（从尾椎骨向上捏，每次捏5遍），耳穴取双侧心、小肠、交感、神门、肾上腺、内分泌、皮质下、枕。

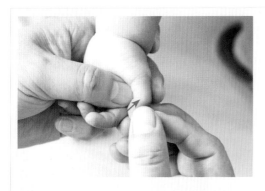

⚪ 补脾土：沿顺时针方向旋揉拇指罗纹面，或循拇指屈曲的桡侧指面向掌根方向直推。

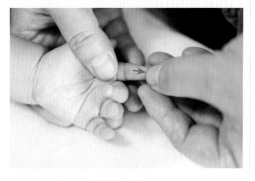

⚪ 清肝木：在食指指面向指尖方向直推。

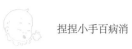

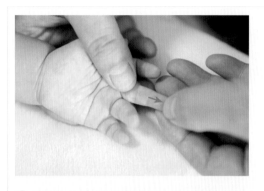

🔹 清心火：在中指指面向指尖方向直推。

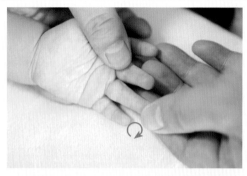

🔹 补肺金：在无名指罗纹面沿顺时针方向旋揉。

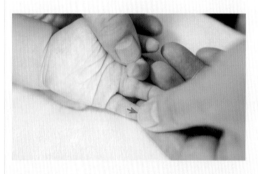

🔹 补肾水：在小指罗纹面从指面向指尖方向直推。

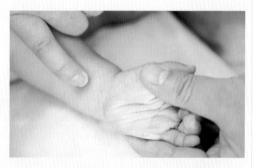

🔹 内关：掌横纹上2寸，两根肌腱中间。

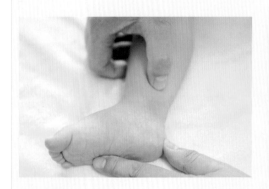

🔹 三阴交：内踝尖上3寸（小儿的手四横指），胫骨后缘稍后处。

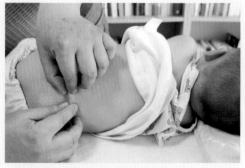

🔹 捏脊：父母双手拇指与食指并拢，从孩子的尾椎骨沿脊柱两侧向上捏，连皮带肉用力捏起即放下，捏至颈部发际处为止，以脊柱两侧皮肤微有潮红为有效。

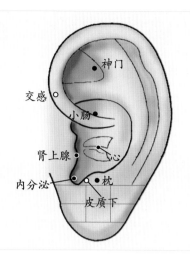

 健康宝宝专栏

　　我小女两岁时，因先天性心肌炎急性发作而休克，两次送医院急救，使得我把重点放到她身上。因年纪太小，扎针不易，只好采用小儿推拿术，我坚持为她推拿了5个月，这是我为她治病时间最长的一次，虽未彻底治好，但随后的17年都没有再发作。

　　直到她19岁考大学时发作，我才用×形平衡法彻底治好了她的病。按×形平衡法原理，上、下、左、右、中，我非常重视这个"中字诀"，所以坚持为她捏脊，看来这个捏脊对于稳定与改善病情的作用是很好的。同时，我还给她配合了压耳穴。

　　治疗中我有两点体会，一是此病还是在幼儿期治最好，越是年长越难治。二是捏脊要坚持下去。捏脊效果好，既简单又安全，如果小女坚持捏脊数年，乃至十数年，此病也可不治而愈。

　　在这里，我不妨告诉有先天性心肌炎儿童的家长，你们如能采用小儿推拿术加以配合则更好，如不懂又不会用小儿推拿术，就坚持捏脊吧！那是有百利而无一害的。经验是长期积累的，如今先天性心肌炎在我眼中已不再是什么不治之症了。

4. 举手之间就能治病——孩子流鼻血怎么办

症状

中医讲肺司呼吸，开窍于鼻，流鼻血是因为肺燥热血热引起的顽固性疾病，对人体的损害相当严重，如治疗不当的话会诱发鼻黏膜萎缩、贫血、记忆力减退、视力下降等，影响孩子的学习。

操作方法

取双侧耳穴，用火柴棒压，取内鼻、额、神门、肾上腺、内分泌、皮质下、枕，以内鼻、额、皮质下为重点。

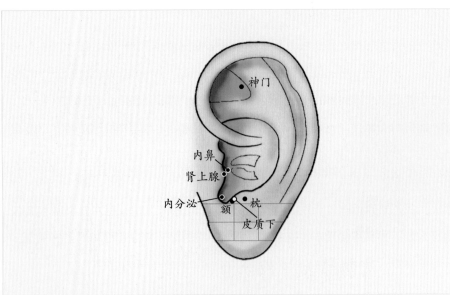

健康宝宝专栏

　　流鼻血的事要从儿子说起，儿子从小寄居在岳母家，那时就经常流鼻血，岳母不知用了多少办法也治不了，一直到成人。孙女流鼻血是有遗传因素的，开始，媳妇并不在意，后来有一次实在止不了，保姆就将她抱到我的住处来，我一次压完，当即止血。只治疗一次，从此孙女流鼻血的病彻底好了，再也没有发作过。

　　儿子流鼻血时，费了九牛二虎之力，也无济于事，而孙女只不过压了一次耳穴就治好了，证明耳压之奇妙与神奇，实在值得推广。我治病实践中不乏一次治愈的病例，几乎全是在疾病严重发作，甚至生命垂危时，由此可以证明在发作严重期治病，有时可以收到事半功倍之效。

　　一个根本问题还是要准确地找到相应高升点，这个相应高升点乃是×形平衡法之灵魂，只有找到它才能调动神奇平衡力，安全而又迅速地治好疾病，奇迹也常常是在这种情况之下创造的。

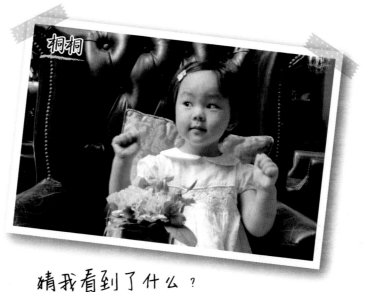

猜我看到了什么？

5. 富贵宝宝也会得穷病——孩子贫血怎么办

症状

　　缺铁性贫血是体内铁的储存不能满足正常红细胞生成的需要而发生的贫血。是由于铁摄入量不足、吸收量减少、需要量增加，铁利用障碍或丢失过多所致。有这种问题的孩子皮肤会变得苍白，嘴唇、指甲最明显。容易累，不爱动，还可能头晕，眼前发黑和耳鸣。有的孩子食欲会变差，呕吐，腹泻，口腔容易出现各种炎症。精神头不好，记忆力差，精神不集中。

操作方法

　　第一步，取双侧耳穴上的肾、肝、小肠、膈、胃、脾、皮质下、内分泌，用火柴棒进行按压，每个点两到三分钟即可。

　　第二步，取手上的胃肠点用火柴棒进行按压，左右手各三分钟就可以了。

　　第三步，取手腕上的内关穴和小腿上的三阴交，用手指按压三分钟。

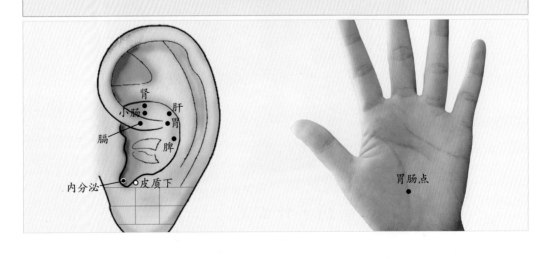

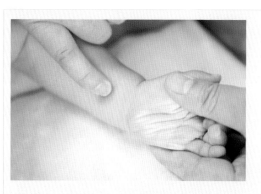
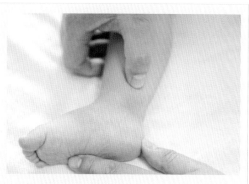

⚪ 内关：掌横纹上2寸，两根肌腱中间。

⚪ 三阴交：内踝尖上3寸（小儿的手四横指），胫骨后缘稍后处。

健康宝宝专栏

　　还要提醒家长的是，很多小儿贫血都是吃出来的毛病，孩子的饮食不够全面所致。因此，家长在生活中可以多给孩子吃一些含铁丰富的食物，比如婴幼儿可以多吃些蛋黄、橘子汁、菜汁、菜泥、肝泥、肉泥及铁强化食品（如铁强化的奶粉、米粉、面粉）和铁强化配方奶。儿童可以多吃些肉末、鱼、豆腐、动物肝脏、瘦肉、豆制品、动物血、小米、高粱、玉米、绿叶蔬菜、黄红色蔬菜、黑木耳、海带、紫菜等。

　　朋友家的孩子，虽然白白胖胖的，但是脸色发白，不好好吃饭，烦躁不安。在确定为缺铁性贫血后，运用此法，月余即愈。

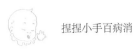

6. 对付疑难杂症，恒心比药方更重要
——治疗血小板减少性紫癜

症状

　　血小板减少性紫癜，是一种以血小板减少为特征的出血性疾病，主要表现为皮肤及脏器的出血性倾向以及血小板显著减少。特点是皮肤、黏膜自发出血，因为有凝血功能的血小板减少，所以出血时间就会延长，不容易止血。2~5岁的孩子得这个病的多些。

操作方法

　　（1）取双耳的神门、交感、肾、肝、脾、心、膈用火柴棒进行按压，每点3分钟，每天一次。

　　（2）取双手的心、脾、肝、肾四点用火柴棒进行按压，每点3分钟，每天一次。

　　（3）取双曲池配双血海。用拇指进行按压，每穴3分钟。

　　（4）捏脊一遍。

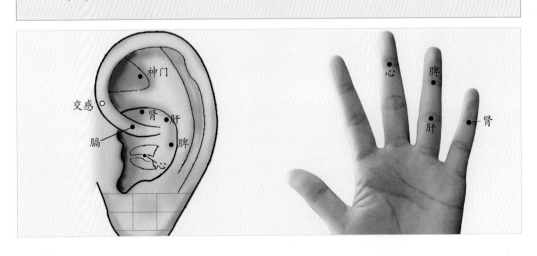

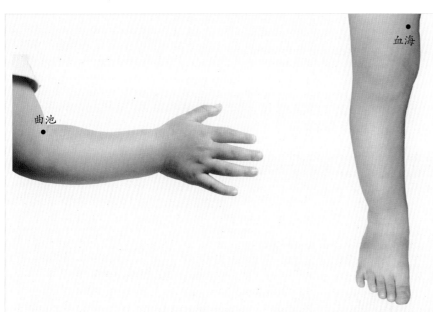

△曲池：屈肘呈90度，肘横纹外侧端和肱骨外上髁中点处。

△血海：大腿内侧，髌骨底内侧端上2寸。手掌握住膝盖，掌心对准膝盖，手指朝上，大拇指尖到达的内侧终点处即是血海。

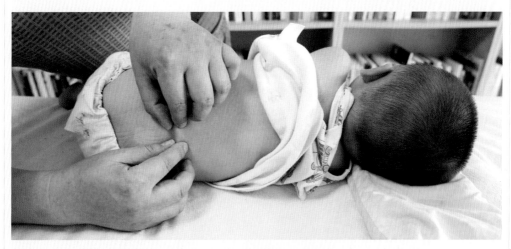

△捏脊：父母双手拇指与食指并拢，从孩子的尾椎骨沿脊柱两侧向上捏，连皮带肉用力捏起即放下，捏至颈部发际处为止，以脊柱两侧皮肤微有潮红为有效。

健康宝宝专栏

　　在一次义诊的过程中，有一位家长愁眉苦脸地坐在我面前，告诉我他的女儿患了血小板减少性紫癜。我在给其女进行检查中发现，孩子双腿上有对称的出血点，用手按压不退色。那位家长说，已经跑过很多家医院了，医生说不好好治的话，还会造成肾脏损害。

　　我告知那位家长，血小板减少性紫癜治疗起来确实比较棘手，但是也不是无方可寻，最重要的是，家长要有信心、有恒心。

　　中医认为此病为"血症"范畴，病因是热毒炽盛，气不摄血致使血妄行，或是因为肝实脾虚。在治疗上应清肝扶脾，滋阴降火，益气养血。

　　我让那位家长回家操作1个月，之后他带孩子到医院检查，医生说各项指标已经正常。我当时心里也是非常激动，回复他让他继续坚持，可减少至两天一次。

　　有些病，看起来确实挺吓人的。但是凡事都怕有恒心，不是有句对联这样说吗："贵有恒，何必三更睡、五更起；最无益，莫过一日曝、十日寒。"

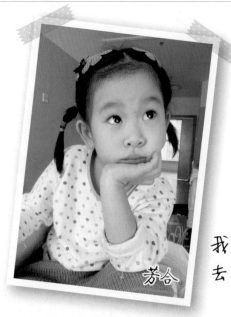

芳合

我再想一下，
去清华还是去北大

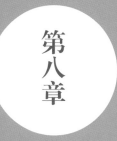

第八章

父母是孩子最好的保健医生
——小儿其他常见病按摩法

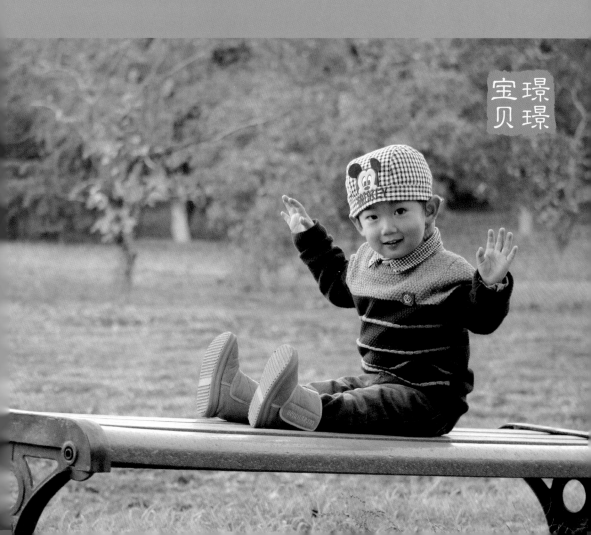

宝贝璟璟

1. 一招根治三大常见皮肤病
——孩子得了荨麻疹、痱子、日光性皮炎怎么办

症状

痱子的主要表现是患者脖子、额头等处会出现针头大小的红色丘疹或丘疱疹，密集成片，生了痱子后剧痒、疼痛，有时还会有一阵阵热辣的灼痛等表现。

荨麻疹系多种不同原因所致的一种常见皮肤病，发病之初也是一个字：痒。部分患者可出现腹痛腹泻，甚至窒息。

日光性皮炎是由于皮肤暴露部位因日光过度照射后，在暴露部位引起的皮肤急性光毒反应。

操作方法

取耳穴应以肺、内分泌为重点。另外，加上脾、枕、肾上腺。手穴在小儿左手的肺、后头点，每天揉300次即可。

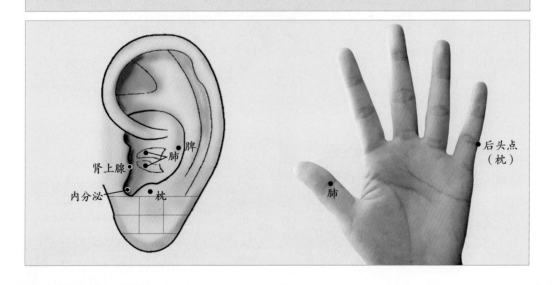

健康宝宝专栏

　　痱子的形成是由于夏季气温高、湿度大，身体出汗过多，不易蒸发，中医上讲叫暑湿蕴蒸，汗泄不畅。避免宝宝长痱子的办法就是多给宝宝洗澡，保持皮肤清洁，保持室内空气流通，穿衣时选择宽大的衣服，不要在烈日下活动。

　　荨麻疹中医认为主要是血热引起的。预防上要注意饮食，不要吃过于酸辣的食物，注意室内卫生，保持周围环境有新鲜的空气。

　　古人认为日光性皮炎是暑毒所伤，应凉血去暑。患病后每于阳光照射后，皮损明显加重，痒感也会加剧。

　　荨麻疹、痱子、日光性皮炎，从西医发病机理角度来讲的话，是风马牛不相及的三种病。但是，从中医角度讲，它们就是"亲戚"了。这三种病都是儿童常见的皮肤病，都是由风热之邪引起的皮肤疾病，治疗的时候都需要以清热、止痒、散风为治疗原则。

　　上面的穴位按摩法不仅可以调治以上三种皮肤病，还可以调理内分泌系统，增强小儿机体的免疫力，有助于抵抗风热之邪的入侵。

　　我要提醒家长注意的是，以上三种皮肤病发作时，均是以红点、瘙痒等为症状，小儿自制力比较差，会不自觉地用手去抓挠。所以，家长应当坚持用压耳穴的方法，尽早给孩子治好此类疾病。

2. 治病之前先止痛
——孩子得了胆道蛔虫病怎么办

症状

　　胆道蛔虫病以儿童和青少年比较多见，常有驱蛔虫史，这主要跟青少年的个人卫生习惯有关。它的主要症状是腹痛，可以突然发生剧烈的上腹部疼痛，呈阵发性，持续一段时间后可自行缓解，间隙期可以完全不痛。可伴恶心、呕吐，常见有吐出蛔虫者。

操作方法

　　双胃肠点配双足三里。

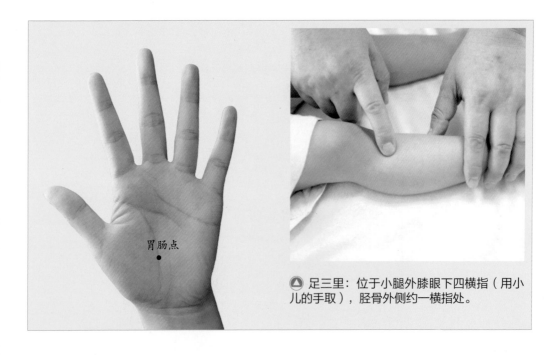

胃肠点

◎ 足三里：位于小腿外膝眼下四横指（用小儿的手取），胫骨外侧约一横指处。

健康宝宝专栏

有一天凌晨2时左右，我突然被急促的敲门声叫醒，原来是要让我去邻村抢救一个急性腹痛的7岁儿童。进门之后，我看见床上的孩子，面色苍白，大汗淋漓，早已哭得没有气力了，躺在床上双手按腹低声地抽泣。我刚坐在床边，他便呕吐起来。透过昏暗的灯光，我看见吐出来几条蛔虫。

这我就可以断定，这个孩子患的乃是胆道蛔虫急症。我急取双侧耳穴针刺，取胆、皮质下、神门、交感、肾上腺、枕。但是仍无法镇痛，我便考虑×形平衡法，取双胃肠点配双足三里，疼痛立即得到了缓解，但直到两小时之后，患者才完全止痛，我建议孩子的父母赶紧带他去医院检查与治疗。

经过我的实践，双胃肠点配双足三里的×形平衡法，乃是治腹痛之通用穴，这次幸亏有它才能解危，此后，我常用它去救急。

这里我要强调的是，胆道蛔虫病在交通闭塞地区临时急救是可以的，但本病应立即送医院抢救，免误时机，特此说明。

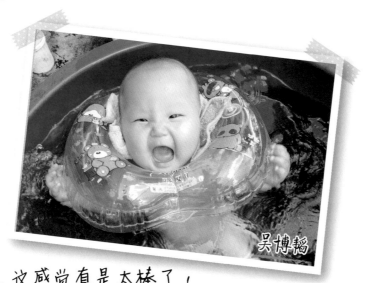

吴博韬

耶，这感觉真是太棒了！

3. 为早产孙女保命
——小儿推拿术让孩子健康一生

症状

在婴儿死亡比例中，早产儿死亡的比例比较大。这是由于早产儿各器官系统尚未发育成熟，生活能力差，容易导致疾病，像肺部疾病、颅内出血等，还可留下智力障碍或神经系统的后遗症。最重要的是早产儿存活率比较低，因此我们首先要做的便是让早产儿有一个健康的身体。

操作方法

每天捏脊1次，补脾土200次，清肝木、清心火各100次，补肺金200次，补肾水200次，揉板门150次，推上三关150次。

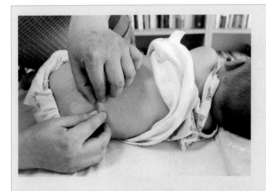

⚪ 捏脊：父母双手拇指与食指并拢，从孩子的尾椎骨沿脊柱两侧向上捏，连皮带肉用力捏起即放下，捏至颈部发际处为止，以脊柱两侧皮肤微有潮红为有效。

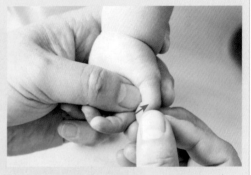

⚪ 补脾土：沿顺时针方向旋揉拇指罗纹面，或循拇指屈曲的桡侧指面向掌根方向直推。

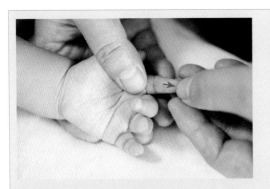

⚠ 清肝木：在食指指面向指尖方向直推。

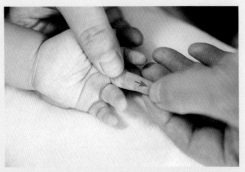

⚠ 清心火：在中指指面向指尖方向直推。

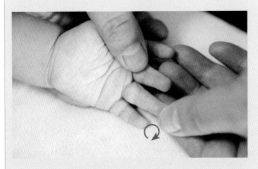

⚠ 补肺金：在无名指罗纹面沿顺时针方向旋揉。

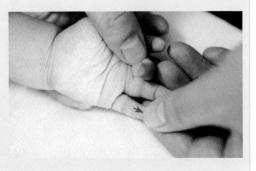

⚠ 补肾水：在小指罗纹面从指面向指尖方向直推。

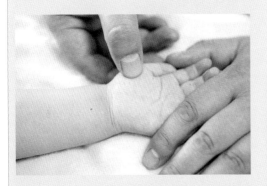

⚠ 揉板门：在手掌大鱼际的平面，是一个椭圆形的面状，揉的时候，可用中指或拇指指尖揉。

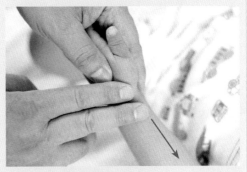

⚠ 推三关：在孩子小臂前侧，自腕横纹至肘部成一直线。用拇指或食中两指自下向上推。

健康宝宝专栏

儿媳妇怀孕7月就生下一女，这明显是早产了。孩子生下来体重不到两公斤，吸奶便吐，生命难保，看着娇弱的小孙女，我心急如焚，于是决定试着用小儿推拿术为其保命。

坚持两月之久，孙女之病终于治好，健康成长。由于长期为其捏脊，孙女长大之后，消化系统功能非常好，从来不闹肠胃病，其母称她为"铁胃"。

我之所以把此例写出，是想告诉母亲们，如果在儿时就用小儿推拿术为孩子健康服务，尤其是用捏脊法，孩子非但能健康成长，而且受益一生。

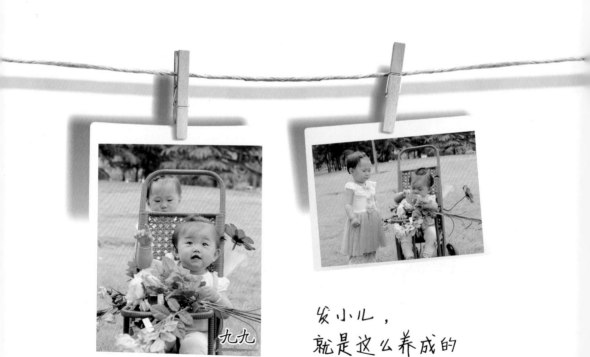

九九

发小儿，
就是这么养成的

4.孩子也能给自己治病
——10岁男孩自治怪病

症状

有些疾病大家可能只明确症状，甚至医院都不能确切诊断，面对这些问题我们可以从症状入手，自己组合穴位，找到治疗问题的方法。

操作方法

取双侧耳穴膀胱、睾丸、肾上腺、内分泌、神门等穴位，配合捏脊。

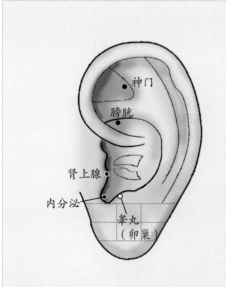

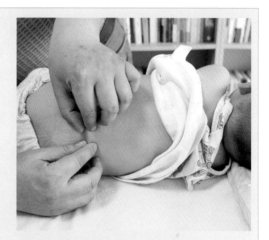

⚪ 捏脊：父母双手拇指与食指并拢，从孩子的尾椎骨沿脊柱两侧向上捏，连皮带肉用力捏起即放下，捏至颈部发际处为止，以脊柱两侧皮肤微有潮红为有效。

健康宝宝专栏

在一次人体×形平衡法的交流会上，一个专家述说了这样一个病例。

他为一个10岁男孩做会诊，这个孩子成天裤裆湿漉漉的，不是遗尿，症状跟漏尿很相似，却又不完全像漏尿，他也不能确认是什么病，各位专家会诊也没有办法，所以就无法治疗。前几天这个男孩又去找他，说自己感觉好点了。

他发现孩子的病情确实有了变化，原来孩子的奶奶教他一个按摩方法。耳穴由小孩自己暑假期内自压，捏脊由母亲帮助。这种治法跟人体×形平衡法如出一辙。

在整整压穴一个月后奇迹出现了，这怪病竟然好了。孩子的奶奶以前也是一名医生，后因各种原因也就废弃了，邻里有什么小毛病都是找她按摩一下就好了。

这罕见的病例，也不知何因，花钱不少，又无法治疗，家人思想负担特别重，现今用×形平衡法竟轻而易举地治好了。奶奶成了家中的保健医生，小孩也会自己动手治病，把治病这个看似复杂的事情简单化了，简直令人难以相信。

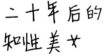

二十年后的
知性美女

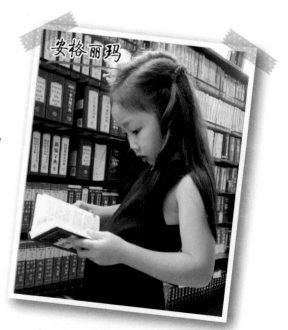

5. 找到尔晋穴，孩子再也不会晕车（船）

症状

很多人坐车会觉得头晕，上腹部不舒服，感觉有块石头压在上边，呼吸不顺畅，恶心，出冷汗甚至呕吐，尤其是碰见颠簸比较厉害的车症状会加重，下车休息一会，呼吸一些新鲜空气就好了，这种情况就是晕车。

操作方法

压尔晋穴，严重的可以压双手及双脚相应位置。

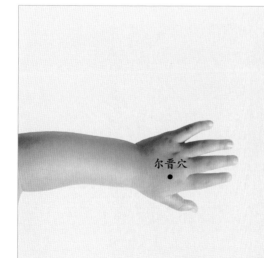

尔晋穴

◁ 尔晋穴：在手背第二、第三手指掌骨间，掌指关节后一横指处（即落枕穴后）。对治疗晕车晕船有特效。

健康宝宝专栏

　　容易晕车的人在坐车时可以通过改变外因来预防，如坐车之前不要吃太多太饱，不要紧张，不要总想着会晕车，保持充足的睡眠，可以通过聊天来分散注意力，可以选择听歌或是睡觉。

　　治疗晕车的尔晋穴在经络穴位书中无记载，是戴先生在学习人体×形平衡法后为治吸入冷风而导致呕吐时无意中发现的，并经众多患者实际验证，疗效可靠而稳定，可以说是穴位单一好记，方法简单易行，疗效奇特极快，推广普及方便。按压穴位时应注意的是：

　　（1）需剪平施术手的大拇指指甲，免损伤被压穴位的皮肤。

　　（2）拇指尖要压在二、三手指掌骨间，不要横压在二、三手指掌骨上，在感到有"晕"现象时压穴效果最好。

　　（3）一般用自己右手大拇指按压自己的左手穴位，就是要压在高升点即最痛点（或酸）上，这样才有效。按压力度以能承受为好，不痛则无效。

　　（4）压住穴位不要动，时间不限，一般很快就会缓解。

　　（5）此穴位双手双脚的对应点均有，一般压一个手穴就可以了，严重的为增强疗效，也可压双手和双脚的对应点。

　　（6）没有男左女右之分。

6. 小小火柴棒，也能建奇功
——孩子得了腮腺炎怎么办

症状

　　腮腺炎多是由腮腺炎病毒侵犯腮腺引起的，是急性呼吸道传染病，儿童和青少年常见。腮腺炎主要表现为一侧或两侧耳垂下肿大，肿大的腮腺常呈半球形，以耳垂为中心边缘不清。表面发热有触痛，张口或咀嚼时局部感到疼痛。腮腺肿胀在发病1～3天最明显，以后逐渐消退，约2周肿胀完全退尽。在发病初期的3～5天，可有发热、乏力、不愿吃东西等全身症状。

操作方法

　　左腮肿就在右脚取高升点，右腮肿就在左脚取高升点，进行指压，各压七到八分钟。

　　也可以用火柴棒压耳穴。压耳穴的时候，以腮腺和皮质下为重点，还可以加上内分泌、肾上腺、面颊、神门。压的时候要一个一个穴位来，每穴压三分钟。

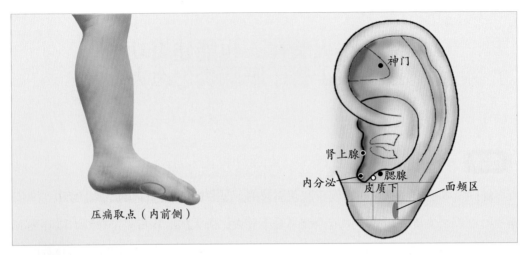

压痛取点（内前侧）

神门

肾上腺

内分泌 腮腺

皮质下

面颊区

健康宝宝专栏

　　我见过很多腮腺炎的患儿，记得我曾经在报纸上看到过一则新闻，上面说，由于一个患儿得了腮腺炎，没有及时治疗，结果班里的二三十个小朋友都被传染上了，出现了发热、头疼、浑身没劲儿等症状，耳垂下面腮腺的部位还出现肿大。

　　孩子得了腮腺炎家长不要过度恐慌，还可以乐观地说这是好事。我知道你们一定会质问我，孩子得了病那么痛苦，你怎么还说这是好事呢？因为大多数人得了这种病，愈后可以终身免疫。

　　一旦孩子被确诊为腮腺炎，患儿应立即采取隔离措施，躺在床上睡觉。不要吃酸性等刺激性食物，因为这些食物易刺激唾液腺分泌，导致局部疼痛加剧，宜吃软而淡的食物，多饮开水，保持口腔清洁。

　　儿童出现腮腺炎的时候，中医的治疗原则是清热解毒、散结消肿。

　　耳穴上的腮腺和皮质下为重点，腮腺是发病的病根，是必取之穴。另外，腮腺炎常常以脑膜炎、多发性神经炎为并发症，因此取皮质下来调节神经功能。另外，皮质下还可以调节大脑皮层的兴奋性，有镇静、消炎退肿的作用，还可以抑制腮腺炎的部分症状。

7. 妙用太冲的神奇力量——孩子小肠串气怎么办

症状

　　疝气，即人体组织或器官一部分离开了原来的部位，通过人体间隙、缺损或薄弱部位进入另一部位。较常见的是腹股沟疝，在腹股沟区可以看到或摸到肿块。引起肿块出现的诱因是腹压增加，如哭泣、咳嗽、排便、排尿等。较大的小孩可令其站立，腹部用力也可诱发肿块在腹股沟区出现，有些则会到达阴囊或阴唇。除了可以看到或摸到肿块之外，有些患儿会有便秘、食欲缺乏、吐奶等现象，也有些可能会变得易哭、不安等。

操作方法

　　按揉太冲穴。

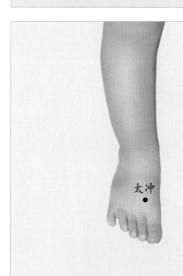

太冲

◀ 太冲：足背第一、第二脚趾间向上推，感觉一凹陷处就是。

健康宝宝专栏

　　我下乡期间，曾遇一患儿腹痛，大哭不止。其父告诉我，孩子有疝气，以前就出现过很多次这样的情形，但是这次不一样，孩子似乎是痛得太厉害了，一直哭个不停，还呕吐了几次。

　　我把患儿的裤子脱下，在其腹股沟处摸了摸，发现有一明显的小肿块。这就是中医上讲的小儿猝疝，是很常见的一种儿童疾病，俗称"小肠串气"。

　　我思考了一会儿，想到一个穴位，那就是在脚面上的太冲穴。太，大也；冲，冲射之状也。按揉这个穴位，可以疏通肝经，让体内的旺盛之气减少，从而起到治病的作用。并且，在中医小儿推拿中，太冲穴经常被用来治疗腹胀、呕逆、胁痛等肝胃疾病。而腹股沟正是肝经循行过的部位，所以，按揉这个穴肯定会起到一定的效果。

　　于是，我就用左手抓着小儿的脚，右手大拇指在小儿的太冲穴上揉动。揉了七八分钟的样子，孩子的哭声渐止。我自己都没有想到，按揉太冲穴竟然能起到这么好的效果。

　　此是我治疗的唯一一例疝气患儿，仅供家长参考。

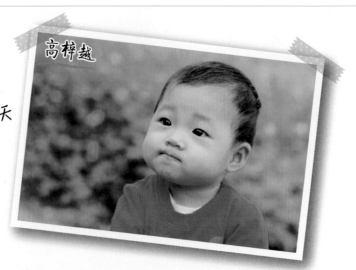

高梓越

我决定了，今天吃口青椒试试

8. 急性病大多都是纸老虎
——孩子得了惊风怎么办

症状

其实，惊风是小儿时期常见的一种急重病症，以临床出现抽搐、昏迷为主要特征。又称"惊厥"，俗名"抽风"。任何季节均可发生，一般以1～5岁的小儿为多见，年龄越小，发病率越高。病情往往比较凶险，变化迅速，威胁小儿生命。

操作方法

压耳穴的时候，可以选心、肾、皮质下、枕、肾上腺来进行按压，每穴三分钟。

如果是小儿手部推拿的话，可以选心、肾、头顶点和后头点进行按揉，每点各300下，每天一次。脚穴可选隐白、商丘、金门、然谷。

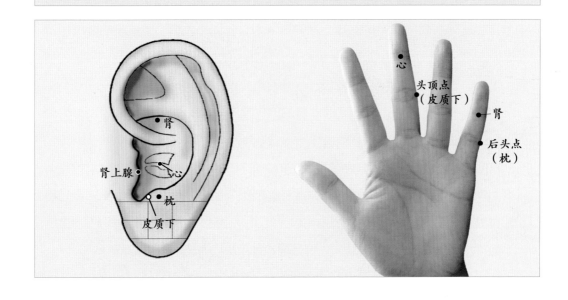

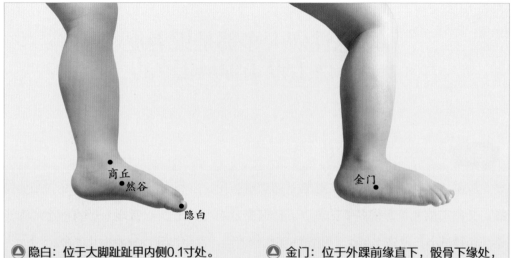

⬛ 隐白：位于大脚趾趾甲内侧0.1寸处。
商丘：足内踝前下方凹陷处。
然谷：内踝前下方能看到一块凸起的骨头——舟骨，前下方凹陷处就是。

⬛ 金门：位于外踝前缘直下，骰骨下缘处，即脚外侧脚踝骨前缘与脚底板之间的位置。

 健康宝宝专栏

　　一位女士来信向我咨询，说自己的孩子三岁了，平时跟正常的孩子一样。但是一发烧，就双眼翻白，全身僵硬，不哭也不闹，且面无表情。小孩子的呼吸非常重，也非常"艰苦"。也到医院去检查过，医生说这是惊风，也就是民间所说的抽风。治疗了一段时间，也没什么效果。

　　惊风跟很多病一样，在急性期发作的时候是急惊风，如果急性期时没有处理好，那就变成慢惊风了。

　　我把治法告诉那位女士，她按照我说的，进行的是手穴和脚穴的推拿。她每天晚上都亲自给孩子做推拿。三个月后她给我来信，说孩子中间发过一次烧，没有再出现慢惊风了。另外，孩子的体质也比以前好了。

　　其实，有些病发作起来很吓人，但是根本就是个纸老虎，一捅就破。

9.治外病更要治心病——孩子遗尿怎么办

症状

遗尿又称尿床，指3岁以上的孩子睡觉的时候小便频繁自遗，醒后才察觉的一种病。学龄前的儿童如果白天玩得累了，晚上睡得太熟有时也会尿床，这种偶然发生的不属于遗尿。

操作方法

耳穴选肾、膀胱、皮质下、枕，用火柴棒进行按压，每穴三分钟。手穴选神门、少府、 肾、命门、头顶点、后头点，脚穴选三阴交、大敦、行间，效果较好。

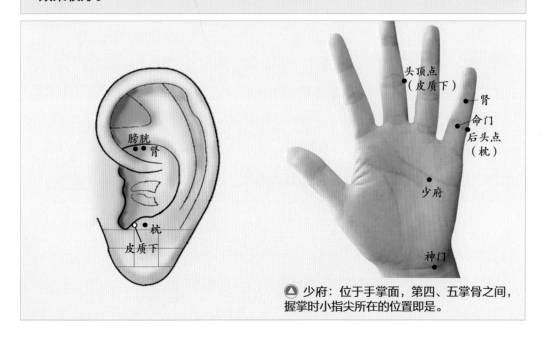

▲ 少府：位于手掌面，第四、五掌骨之间，握掌时小指尖所在的位置即是。

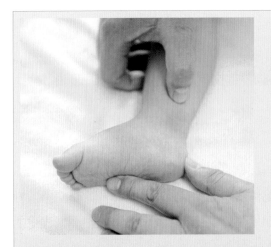

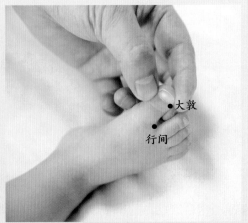

🔺 三阴交：内踝尖上3寸（小儿的手四横指），胫骨后缘稍后处。

🔺 大敦：位于大脚趾末节外侧，距趾甲角0.1寸。行间：在大脚趾与二脚趾合缝后赤白肉分界处凹陷中，稍微靠近大脚趾边缘。

 健康宝宝专栏

　　遗尿症在儿童期较常见，一般来讲，六七岁的孩子发病率最高。遗尿症的患儿，多数能在发病数年后自愈。但也有部分患儿，如未经治疗，症状会持续到成年以后。

　　关于小儿遗尿，现在西医还没有研制出一种特效药，也没有什么较好的解决办法。而中医治疗的效果却比较好。中医认为，小儿遗尿与小儿的脏腑功能发育不完善有关，如膀胱发育延迟等。遗尿的病根看似在膀胱，但是别忘了，肾与膀胱相表里。所以，肾气不足的时候，不能温养膀胱，就会导致遗尿。另外，正常人在夜间时，会被尿憋醒，而尿床的小儿则不会。所以，这还与小儿大脑的中枢神经反应有关。

　　有一次在读者交流会上，有个家长跟我说自己的孩子10岁了，有遗尿的毛病。我就在孩子的耳穴上贴上王不留子，让那个小孩子每天压这些点，有空就压，每个点不能少于300次。孩子很听话，三个月后，孩子尿床的毛病就没了。

10. 再疑难的病也有方法治
——孩子鸡胸怎么办

症状

　　小儿龟胸也叫鸡胸，学名叫佝偻病，最明显的症状就是胸骨向前隆起。小儿患了鸡胸不仅会影响心肺功能，降低呼吸器官的抵抗力，而且影响孩子的体型美，并因此给孩子造成心理上的负担，甚至成为孩子终生的痛苦。

操作方法

　　按揉外丘穴。

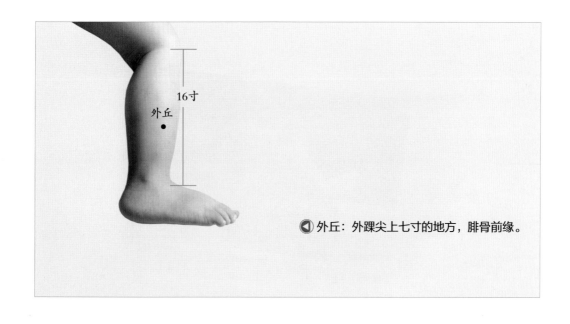

◀ 外丘：外踝尖上七寸的地方，腓骨前缘。

健康宝宝专栏

　　龟胸多跟两肋肋骨和肋软骨过度生长有关。两肋部是胆的部位，也是足少阳胆经的循行之所。外丘穴在胆经上。这个穴位在外踝尖上七寸的地方，丘就是肌肉隆起的意思。所以，在小腿外侧肌肉隆起的地方就是外丘了。按外丘穴，可以起到疏通胆经的作用。

　　既然说到这里，那就再多说一点吧。现在很多小儿出现龟胸，与晒太阳较少有很大关系。很多小孩子整天待在家里看电视、玩电脑，有些家长也不愿意孩子到外面玩耍，害怕孩子遇到危险。结果造成小儿体内钙元素缺乏，这是诱发龟胸的一个很重要的原因。另外，缺乏母乳喂养也是造成龟胸的一大原因。

　　人之所以生病，多与违背自然规律有关系。小儿身体娇嫩，更是对外部环境较为敏感。改掉不良的生活习惯，多到户外运动，坚持母乳喂养，因为母乳中含有维生素D及其他营养，极易被宝宝吸收。多晒太阳，晒太阳是预防佝偻病最方便、最经济有效的方法，婴儿满月之后，可逐步增加日晒时间，每天坚持晒两个小时的太阳就可以满足维生素D的需求。

好应景，
有没有？

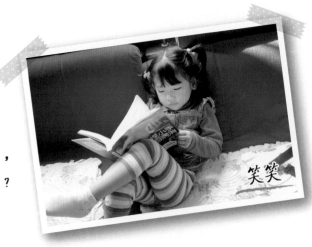

笑笑

11. 囟门就是婴儿的健康信号灯
——孩子囟门下陷怎么办

症状

正常情况下，婴儿颅内的脑脊液和身体的血液、组织液不断交换，保持平衡，这时候小儿的囟门是微微下陷的。但是，当身体丢失较多水分时，脑室的脑脊液也会减少，压力降低，囟门便会明显凹陷。

操作方法

用拇指（或食指中指合起来），揉阴交、水分各八九分钟。

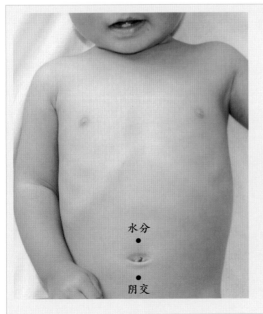

水分

阴交

◁ 阴交：肚脐下1寸的任脉上的一个穴位，也叫少关。
水分：也是任脉上的一个穴位，在肚脐正上方1寸处。

健康宝宝专栏

在婴儿的头顶部有一个柔软的、有时能看到跳动的地方，这个地方叫囟门。囟门的表面是头皮，下面是脑膜，其次是大脑和脑脊液。将手指轻放在囟门上，可以摸到跳动。

通过囟门下陷，也可以发现很多小儿的不适。比如说，婴儿因呕吐、腹泻后出现囟门下陷，说明身体已中等程度地脱水，要及时补充水分，否则，因婴儿自然调节能力差，耐受力不足，可能发生循环衰竭，有生命危险。由于喂养不当造成重度营养不良的极度消瘦婴儿也会出现囟门凹陷，此时需加强营养，合理喂养。

很多家长在观察陷囟的患儿时，常常会发现婴儿还会表现为面色萎黄、吃得少、大便稀、手脚冰冷等。这多跟婴幼儿禀赋不足、泻痢气虚、脾胃阳气不能上充有关。

在治疗的时候，应选择阴交、水分两个穴位来调治。阴交也叫少关，对治疗小儿泄泻、陷囟效果非常好。水分穴可以治疗小儿腹痛、腹泻、陷囟、肠鸣等。

每天早晚，把宝宝平放在床上，然后家长用拇指（或食指中指合起来），揉这两个穴位各八九分钟，不仅可以治疗小儿陷囟，还可以让小儿的脾胃更加强健，孩子看起来也会更加水灵可爱。

那好像很好吃的样子

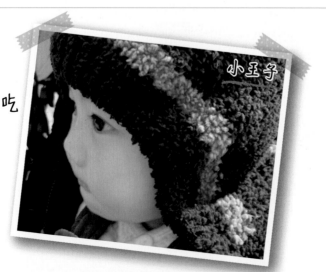

小王子

12. 给新生宝宝的第一份爱
——孩子得了黄疸怎么办

症状

约60%的足月儿和80%的早产儿都会出现黄疸。但有的属于正常的生理现象，有的则是疾病的表现。如果黄疸在孩子出生24小时内就出现了，发展很快，或者消退后又再次出现，孩子精神头不好，不爱吃奶，大便呈灰白色，就可能是病理性的黄疸了。现在医院都会给新生儿测量血清胆红素等来判断是否为病理性的黄疸。

操作方法

肝俞、胆俞、脾俞、至阳、脊中，每个穴位揉三分钟。

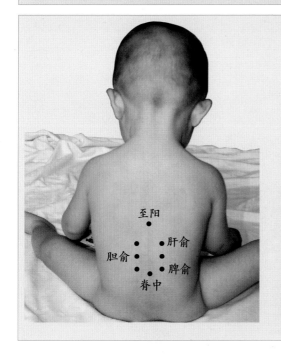

◀ 肝俞：背部，第九胸椎棘突下，旁开1.5寸。
胆俞：背部，第十胸椎棘突下，旁开1.5寸。
脾俞：背部，第十一胸椎棘突下，旁开1.5寸。
至阳：在背部，当后正中线上，第七胸椎棘突下凹陷中。
脊中：背部，当后正中线上，第十一胸椎棘突下凹陷处。

健康宝宝专栏

很多孩子刚出生的时候，身上会出现黄疸，一般情况下五至七天就会达到高峰，一两周之后，随着小儿肝脏功能的逐渐健全，就能消退，这是正常现象。如果三周以后还没有消退的话，那家长就要注意了。从医学上来讲，前者属于生理性黄疸，后者则可能属于病理性的。

孩子出现黄疸的话，家长可以给孩子进行按摩，以帮助孩子身体上的黄疸消退。中国有句成语叫"肝胆相照"，由此可知肝和胆的关系之密切。所以，选择胆俞的时候，不能少了肝俞。

另外，脾胃功能失调也是一个很重要的原因，所以还要选择脾俞。脊中和至阳都是背部督脉上的穴位，脊中有壮阳益气的作用，至阳可以利胆退黄。选这五个穴有标本兼治的作用。

宝宝刚出生的时候，很多家长都愿意把他们裹在褓褓里，担心他们受到伤害。但是，如果宝宝刚出生的时候确实存在不适的话，还是必须客观面对的，稍稍进行推拿，就能治好。

这就跟春天刚长出来的一棵小树苗一样，如果它长在石头缝里，只要把它移出来，放到正常的土壤里，它就能长成参天大树。否则，它就会一辈子长得歪歪扭扭的。

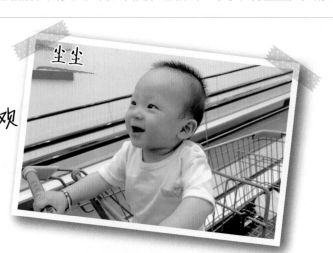

尘尘

呦呦，我最喜欢逛超市了

13. 孩子每次拒食都是有原因的
——孩子得了鹅口疮怎么办

症状

鹅口疮又叫雪口病、白念菌病，好发于新生儿、小婴儿嘴唇上或口腔中，特别是长期使用抗生素或激素、泄泻，以及营养不良或麻疹后期的儿童身上。患儿口腔黏膜会出现乳白色的斑膜，周围无炎症反应，形似奶块。无痛，擦去斑膜后，可见下方不出血的红色创面。斑膜面积大小不等，可出现在舌、颊、腭或唇内黏膜上。

操作方法

左手的脾、肺、后头点每天各揉300次；用火柴棒压耳穴的话，可选脾、肺、肾上腺、枕、口进行按压，各3分钟即可。

另外，鹅口疮在脚面上有一个高升点，找到这个痛点按压七到八分钟，可以更快地减轻疼痛，促进病情的恢复。

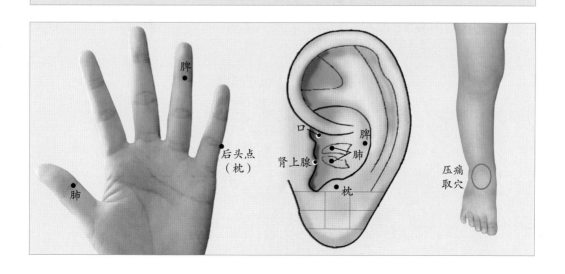

健康宝宝专栏

　　我女儿的同事小张有一次抱着孩子来找我看病，我一看孩子的嘴唇上有白色的斑块，当时就说，这很明显是鹅口疮嘛。

　　小张说孩子现在烦躁不安，不吃奶，还总是哭个不停。那当然了，宝宝现在不能说话，但是他的哭声也是一个很好的信号。孩子哭闹、拒食，本身就说明鹅口疮很疼，需要家长注意了。

　　中医认为，疮多与热毒有关，脾开窍于口，脾经郁热，循经上行，熏于口舌而致。既然发病在口上，就应当往病根上找。所以，治疗的时候应以疏泻脾经之热为主，兼益气养阴。

　　我给小张的孩子推手穴三天，病情消退。小张说，没想到小儿推拿如此神奇，以后一定要多钻研钻研。

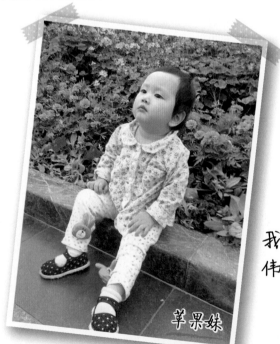

苹果妹

我好像找到了一种伟人的感觉

14. 每次手术都是对孩子的伤害
——孩子得了额窦炎怎么办

症状

额窦在前额的部位。窦就是空腔的意思。一旦患有额窦炎，前额部会感到闷胀、头痛、鼻塞，每天早上发作，逐渐加重，中午最重，午后逐渐缓解，至晚上头痛消失，次日重复发作，触压眼眶内上角还会有明显压痛。

操作方法

取双耳耳穴，用火柴棒压肾上腺、内鼻、肺、额这几个点，每个点3分钟。另外，在脚背上有一个高升点，用手压的时候，患儿会有痛感，每次压七到八分钟，每天一次。

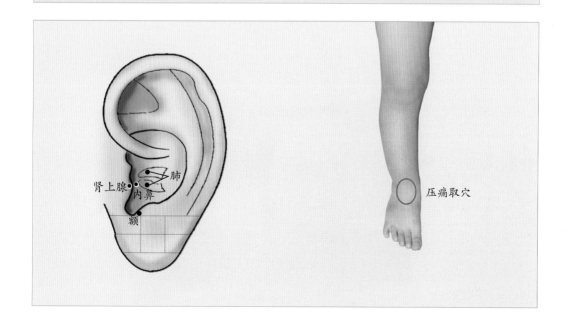

健康宝宝专栏

我曾接到一位母亲的电话求助，电话里那位女士说，自己的孩子7岁了，经常说头疼，每天早晨头就开始疼，到了中午的时候最重，晚上就缓解了。到医院去做了脑部CT，被确诊为额窦炎，但是去了好几家医院，用药效果都不好。有的医生甚至推荐约专家给孩子动手术。

我以前也治过几例额窦炎患儿，就把自己的方法推荐给她试试。

一周后，那位女士打来电话，说孩子的头疼已经明显减轻，她一定会继续按压下去。其实给孩子用火柴棒按压，本身就是一种传递感情的过程。孩子在感受母爱的过程中，内心也会升起与疾病做斗争的希望，这也调动了孩子体内的内药库。疾病怎么会不愈呢。

要想预防额窦炎，家长平时要多注意孩子的鼻腔卫生。有些孩子感冒会经常流鼻涕，家长为其擤鼻涕把鼻子擤得又红又肿，此时家长要注意擤鼻涕的方式，找一块软一点的布，最好再浸一些生理盐水来反复冲洗鼻腔。

在做好预防的同时，各位家长必须认识到，治疗慢性额窦炎是一个长期的过程，患者及家长要有恒心与耐心。

我最喜欢小蜗牛和兔子赛跑的故事了

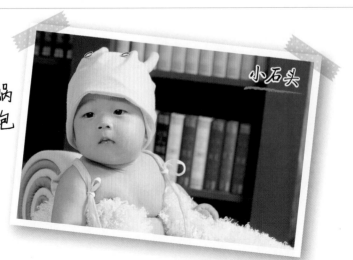

小石头

15. 按摩比用药效果更好
——孩子得了疮癣怎么办

症状

　　疮癣是一种常见的小儿皮肤病，一般容易发生在头上，其次是脸上、四肢、躯干。疮癣发作的时候，最难受的就是痒了。孩子的自制力比较差，会用手去抓搔，这样就很容易造成感染，感染之后，疮癣会很快蔓延、扩大。虽然算不上什么大病，但是因瘙痒难忍，严重影响学习和生活，而且由于传染性还会影响与周围同学的关系，因此家长应给予足够的重视。

操作方法

　　压龈交，针刺放血效果更好。

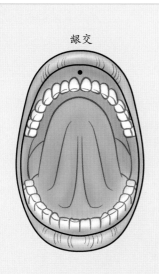

龈交

◀ 龈交：位于唇内上齿龈与唇系带连接处。

健康宝宝专栏

　　我一个朋友家的孩子，刚上小学，头上长有疮癣，起初也没在意。后来，疮癣周围的头发开始慢慢脱落，原来活泼可爱的孩子一下子变得很难看，总是被周围的孩子嘲笑。朋友就找上门来，让我给这孩子治治。

　　他这样的情况我治过不止一例，不算什么大病。我隔一天给孩子针刺一次龈交穴，四次过后，孩子头部的毛发开始停止脱落。两周之后，新发生出。

　　龈交是任督两脉的交会之处。任脉主全身之阴脉，督脉主全身之阳脉。针刺这个穴位，可以促进人体气血平衡。另外，龈交穴又是足阳明胃经的所过之处，针刺这个穴位，可以起到清除胃火的功效。身体气血阴阳平衡了，胃火消散了，疾病自然就消失了。

　　由于疮癣的传染性，因此应做好预防工作。避免与患有疮癣的人近距离接触，如果是自己患了疮癣，就应该主动与小孩隔开，防止传染。日常生活中脸盆、脚盆、毛巾等生活用品要一人一物。患了疮癣最好不要去抓挠，因为孩子没有自制力，所以家长要特别留心，防止孩子抓破传染到皮肤其他地方。经常给患有疮癣的儿童换洗衣服，要穿宽松透气的衣服。

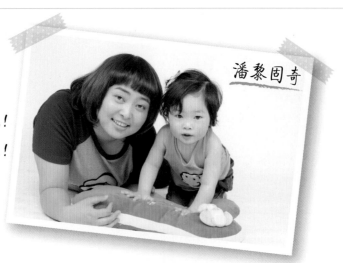

宝宝，我爱你！
妈妈，看镜头！

潘黎固奇

16. 按摩养五脏，胜吃保健品
——小儿五七保健按摩法

症状

五七穴是以×形平衡法、人体药库学、生态平衡论的理论为基础而总结出来的总纲，只要用好这个五七穴，就能治好很多疾病，使人的寿命突破百岁大关。手法上可以线面按摩和点穴法相结合。

操作方法

五指心、肝、脾、肺、肾，七指七个脑穴，即神门、皮质下、脑点、脑干、枕、太阳、额，都是手上的穴位（一般取左手）。

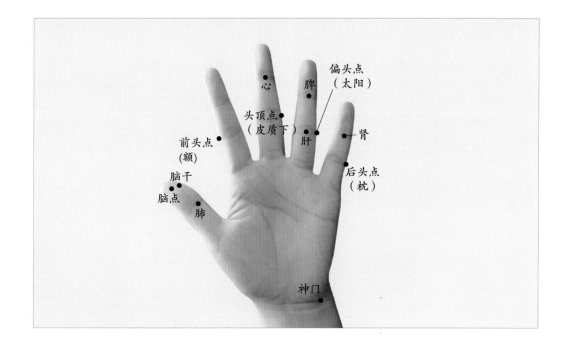

健康宝宝专栏

在中医学上，心是人体之皇帝，主神明与血液循环；肾是人体的皇后，主泌尿生殖、主骨，心肾结合，组成人体最高指挥部；肺是人体之宰相，司气，主皮毛，是人体保健之盾；肝是人体的大将军，是营养仓库，排毒先锋，主筋与血管，也是心肾结合之桥；脾主运化，供给全身营养，乃是人体之基础，是人民大众。心肺通于皮质下，脾通于额，肝通于太阳，肾通于枕，五脏与脑密不可分。

我将神门定为脑穴，因神门镇静、消炎、镇痛、止痉作用特大；皮质下乃是人体的总指挥，心帝在其中指挥全身，对治疗各种瘫痪及各种慢性病作用显著而神奇；脑点分管人体发育，与内分泌关系密切，不仅可治发育异常诸病，对各种器质性病变，亦有再发育使其得到复健的作用，可探索用之于健康与长寿；脑干，有指挥全身运动，以及镇痉之作用，对治瘫痪与癫痫作用好。枕与分管泌尿、生殖的肾关系密切，是肾的后宫；太阳穴密切联系于肝胆，其作用等同肝胆；额与消化系统与精神系统关系密切，可用于治疗这些方面的病变。

这是我多年总结出来的按摩保健法，在实践中显示有很好的效果。如今，每当过年晚辈们带着孩子来看我，有一个必不可少的程序就是给他们的孩子做一次五七保健按摩。

我是把"人体五七保健穴"作为人体健康与长寿的总纲来推荐的，因为它们的确是人体健康的精华，保健与治病的精华，抓住了这个总纲，保健与治病的疑难问题，就迎刃而解了。

17. 孩子体内自带消炎片

症状

　　孩子身上有五个可以起到很好的消炎作用的穴位，我把它们称作"消炎片"。这五个穴位具有奇妙的消炎作用，可以用来治疗内脏、大脑及体表的各种炎症，对付各种皮肤病、疮疤，消除初起的良性肿瘤，对抗各种癌症，对于儿科同样适用。

操作方法

　　耳朵上的神门、肾上腺、内分泌、皮质下、枕，手上的神门、前头点、头顶点、偏头点、后头点，脚穴参考手穴。

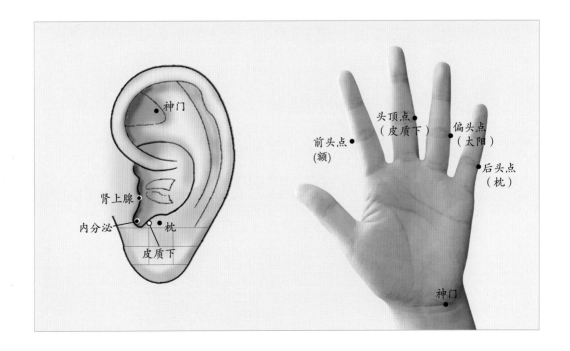

健康宝宝专栏

使用时只要加上病变的相应部位即可（如心脏病加心，肾病加肾，内脏、脑病、痛症可加交感），在手穴的运用上，可用神门、前头、头顶、偏头、后头，也可多加一个脑点，具有与耳穴同样的作用。

现将五穴的作用简介如下。

一、神门：有镇静安神、止痛作用，是止痛要穴，也有泻火解毒、降气镇咳作用（痰多者不宜用），可以治疗癫痫、高血压等病。

二、肾上腺：肾上腺是肾上腺皮质的代表区，能调节肾上腺和肾上腺皮质激素的功能，有消炎、消肿、抗过敏、抗风湿、抗休克作用，还有舒张和收缩血管的作用，对高血压、低血压、无脉症、出血症的缓解有作用，还有退热作用，也可止咳止喘和治疗皮肤病。

三、皮质下：是大脑皮层代表区，有兴奋和抑制大脑皮层的作用。用于精神疾患诸病，可治内脏下垂，尚有镇静止痛、消炎退肿、止汗、抗休克功能，也是治疗各种瘫痪的要穴，并有强壮作用。

四、枕：常用于治疗精神系统的疾病和脑膜刺激症，如抽搐、角弓反张、牙关紧闭、颈强直、落枕及休克。预防晕车晕船，也可用于老花眼、皮肤病，对消炎、镇静、镇痛、止咳、止喘、强肾亦有作用。

五、内分泌：是人体内分泌系统代表区，常用于人体各类内分泌失调，与脑点紧密相连，可抗风湿、抗过敏、消炎止痛，治疗月经不调等症，对泌尿系统疾病、脉管炎亦有效。

附录

 取穴说明

手指同身寸取穴法

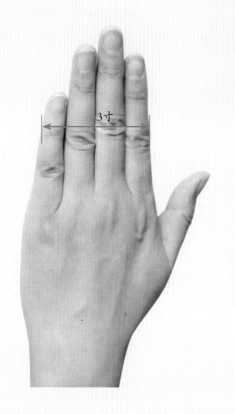

3寸

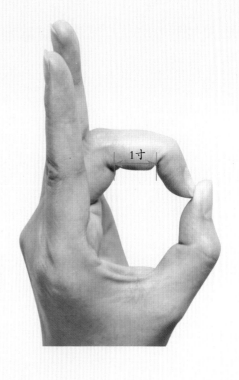

1寸

取穴注意事项

*手指同身寸取穴法要用患者本人手指来量取穴位，不能用大人的手指来量取儿童的穴位。

*书中耳穴上黑色实心圆点表示穴位在该处皮肤表面，白色空心圆点表示穴位在内侧面相应位置。

相关术语

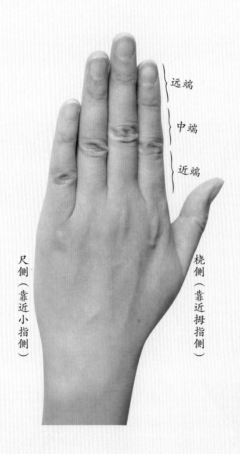

远端

中端

近端

尺侧（靠近小指侧）

桡侧（靠近拇指侧）

火柴棒医生手记系列

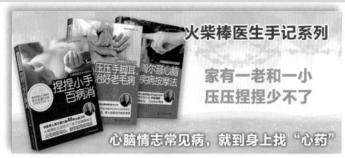

☆ "火柴棒医生手记系列"图书90余周荣登当当网健康书榜TOP10
☆ 荣获中国书刊发行业协会"2012~2013年度全行业优秀畅销书"称号
☆ 荣获万卷"2012年度十大健康书""2013年度十大健康书"称号

● 压压手脚耳，治好老毛病

作者： 周尔晋 周淳 魏宁
定价：35.00元

周尔晋图书首配光盘
附赠周尔晋健康培训中心耳穴拉图

　　运用周尔晋独创的X形平衡法和耳穴疗法就能轻松治疗老年人的常见病、多发病。本书不但对肺、肝胆、脾胃、心脏、肾、脑等疾病的治疗进行了讲解，还给出了各个脏器的按摩保健法，既能治病又能保健，想老年朋友所想，通过简单的按摩帮助大家获得身心的健康。本书中的方法都是周尔晋与周淳老师多年经验积累的结果，经过实践的考验与验证，真正安全有效，是老年人居家保健的福音。

● 周尔晋心脑疾病按摩法

作者： 周尔晋 周淳 魏宁
定价：32.00元

动动手指，有效缓解心脏病、精神系统疾病
40年来最奇特、最省钱的心脑疾病疗法

　　心脑血管疾病已成为我国死亡率最高的疾病，而都市人比较严重的心理健康问题——抑郁症、自闭症、强迫症等，也越来越多地困扰着中国家庭。

　　这些疾病用普通的药物难以彻底医治，预防也很困难。俗话说，心病还需心药医，心药分为两种——虚体心药和实体心药，虚体心药即配合实体药物进行的按摩、调理治疗。以中医的角度来看，虚实结合治疗心病的效果最佳。

　　按摩身体上的"心药"，从绝望中找到希望，只要动动手，心病也能自己医。

•佛家养生大道

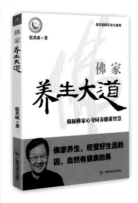

作者：张其成
定价：38.00元

经营好生活的因，自然有健康的果

顶级国学大师开讲北京重点学科研究项目——佛家养生。

心灵健康法，有了健康的心自然有健康的身。

用"六度"来治疗六种病。

学佛家消除痛苦的方法，让身心得到解脱。

崇尚自然饮食，佛家素食营养多。

《洗髓经》《易筋经》，练就一副好身板。

人为什么会生病？大家可能会说：因为外感风寒，因为虚火上升，因为体虚不调，等等。在佛家看来，生病的原因除了身体的四大不调之外，还有因果业报的作用。这并不唯心，我们的身体之所以不好，可能有遗传因素，可能有病毒感染，可能是积劳成疾，也可能是环境污染……这些业因造成了我们最终生病的业果。如果懂得善待自己，善待身体，善待他人，那必然身体康健，身心安乐，这就是我们积下了福德，自然会有好的业报。

古老的中医学一直是主张多用清淡素食，少用肥腻厚味的饮食。

有些老人之所以多病，都是因为春夏吃了太多凉性的东西，海鲜、荤腥之物大多不利消化，应该少吃或干脆不吃。

而素食除了利于消化，随着花样不断增加，同样也能兼顾营养丰富。著名的腊八粥就是佛家常用的食物，富含五谷，营养丰富。

• 儒家养生大道

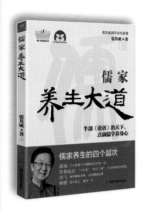

作者：张其成
定价：38.00元

顶级国学大师张其成养生系列完结篇，解密儒家无祸事、少疾病、不抑郁、多福寿健康长寿法

儒家养生有四个层次：

避祸，古人重视今人忽略的长寿第一法。

饮食起居，"十不食""君子三戒"，生活中的养生智慧。

养气，既养健康身体，又养健康心理。

修德，爱人爱己，福泽一生。

儒家圣贤多高寿，对中国人影响最深远的儒家文化中，也有很多教人养生长寿、快乐生活的宝贵方法。了解这些方法可以使我们避免无妄之灾，生命不因飞来横祸戛然而止。大儒们衣食住行的养生方法能让身体生气勃勃，常葆活力。儒家的"心理养生法"可以调节压力，让我们的思维方式从细微处发生改变，换一种想法，人生之路就会豁然开朗。儒家养气法不但可以让身体强健，还能培养气质，锻造性格，让人在严苛的社会环境中依然快乐健康地生活。

• 孩子生病总不好，竟是过敏惹的祸

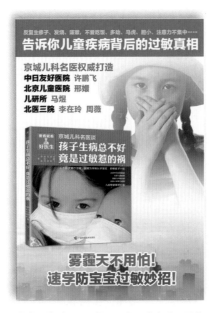

作者：许鹏飞、邢嬛、马煜、李在玲、周薇

定价：32.00元

　　过敏会导致如下疾病：**哮喘、湿疹、荨麻疹、接触性皮炎、桃花癣、鼻炎、鼻窦炎、分泌性中耳炎、腺样体肥大、消化不良、结膜炎……**

　　宝宝过敏影响说大不大，说小也不小，**如果对过敏不能引起足够重视，有些疾病耽搁治疗孩子会出现皮肤瘙痒、流泪、打喷嚏、马虎、好动、注意力不集中、消瘦、发育迟缓、听力下降等后果，**严重的甚至会危及生命。很多孩子因此改变了情绪、性格，影响了健康、学习和生活。

　　家长通过本书可以比对孩子的病症是否因过敏导致，并对过敏引起足够的注意和重视。本书由北京中日友好医院、北京儿童医院、首都儿科研究所、北京大学第三医院研究儿童过敏的权威专家联合著作，针对孩子为什么过敏，接触哪些东西过敏，有过敏体质怎么办，常见过敏疾病症状及防治方法等，给予了全面科学的解答。本书浅显易懂，好操作，对有过敏宝宝的家庭来说是很好的护理指导手册。